看護研究・看護実践の質を高める

文献レビューのきほん

大木 秀一 著

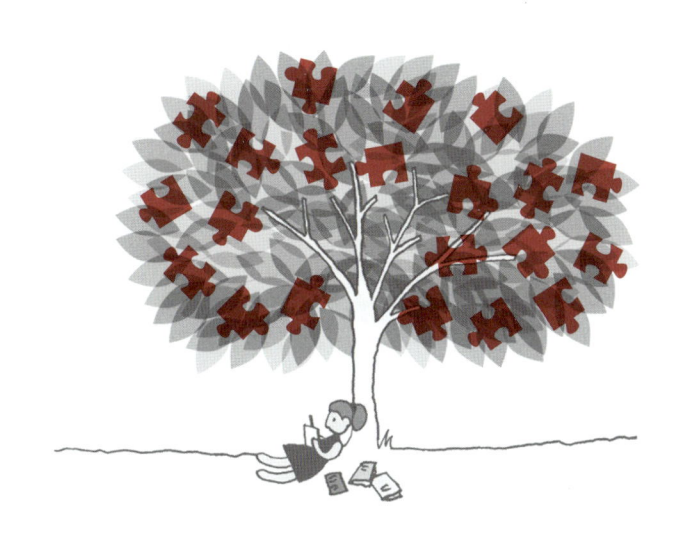

医歯薬出版株式会社

This book is originally published in Japanese
under title of :

KANGOKENKYU · KANGOJISSEN-NO SHITSU-WO TAKAMERU
BUNKEN REBYŪ-NO KIHON
(Literature Review from the Basics)

OOKI, Syuichi
 Former Professor, Ishikawa Prefectural Nursing University

© 2013 1st ed.
ISHIYAKU PUBLISHERS, INC.
 7-10, Honkomagome 1 chome, Bunkyo-ku,
 Tokyo 113-8612, Japan

はじめに

　本書は，主として看護研究の初心者を対象に文献レビューの考え方や具体的な手順について解説したものです．国内では，文献レビューではなく，文献研究や文献検討と呼ばれることのほうが多いかもしれません．この本を手に取られた皆さんは，何らかの理由で文献レビューが必要になったのだと思います．

　文献レビューという言葉は聞いたことがあっても，具体的な考え方や手順を学ぶ機会はそう多くありません．研究方法論などの科目の一部として1回あるいは多くても数回程度学ぶだけで，系統的に講義を受けた経験は非常に少ないと思います．あるいは，図書館でパソコンを使った文献検索の方法を教わる程度だったかもしれません．看護研究の本などの一部に「文献研究」あるいは「文献レビュー」として記述されることはあります．しかし，これだけだとなかなか深く理解することは難しいと思います．文献レビューの基本的な考え方や手順をやさしく解説した本が見つからず，自己流で文献研究をやるしかなかった人も多いでしょう．

　量的な研究は統計学の知識や統計ソフトの使い方を知らないとできません．そのため，数学に苦手意識を持っている人は敬遠しがちです．一方，日本語で書かれた文献を普通に読めれば，文献レビューは何となくできてしまいます．したがって文献レビューに対する拒否反応は比較的少ないと思います．しかし，この"何となくできてしまう"というところが実は大きな問題です．文献を集めてきて，それぞれの要約をつなぎ合わせて文献レビューをしたと思い込んでいる場合があります．これだと，単に文献要約のリストにすぎません．文献レビューも研究方法の1つですから，そこには新たな知見が加わらないといけません．

　筆者が調べた限りでは，国内向けに文献レビューの方法論だけに絞って書かれた基本書は見当たりません．多くの場合は，研究方法論の書籍の中で文献検討として数ページからせいぜい十数ページで解説される程度です．その多くは文献を検討する必要性や，文献を検索する方法が主であり，それ以上の説明や文献レビューの具体的な手順が詳しく示されることはほとんどありません．つまり，文献として報告された先行研究を検討することが，その後に続く研究（質問紙調査や面接調査など）の基礎として重要であることは強調されますが，文献レビューがそれだけで独立した研究方法だという視点からは記載されていません．

　海外には英語で書かれた文献レビューの書籍が10冊以上あります（詳しくは巻末の付録を見てください）．海外の書籍は参考になりますが，①英語の論文を英語のデータベースで検索することを前提としている，②大学教育や学位授与に関する考え方が必ずしも日本と同じでない，③文献レビューを支援するデジタルグッズやインターネット情報が日本より普及している，などの理由で日本の初心者が読むテキストとして不向きな部分があります．そこで，海外の標準的なテキストを参考にしながら，考え方や方法論に偏りがないように，なるべく保健医療系の研究に取り組む初心者に必要と思われる事項を厳選し，筆者のこれまでの経験も踏まえてまとめ上げたのが本書です．

　本書では，文献レビューを学部学生や大学院生が身に付けておくべき研究方法論の基本の1つと位置付けています．そして，初心者が知っておくべき基本事項を解説してあります．基本さえ

きちんと身に付けておけば，それを応用することは可能です．そして文献レビューを通じて身に付けた知識や技術は，この先研究を続ける上で役に立つものが多いと思います．また，日常生活でも生かしてみてください．本書を読んで，文献レビューに対する興味や関心が強まったとすれば本書の目的は達成されたと思います．

　最後に，いつもお世話になっている医歯薬出版第一出版部の編集担当者の方々には，読みやすい教材にするために多大なご尽力を賜りましたことを厚くお礼申し上げます．また，図表の作成・文章校正など煩雑な作業の大半は山梨大学の大間敏美さんにお願いいたしました．同僚で在宅看護学講座の彦聖美准教授（2016 年 4 月より金城大学在宅看護学講座教授）には，本文を通読していただき的確なコメントを頂きました．ご協力に感謝申し上げます．

2013 年 8 月

大木秀一

目　次

Book-1
第1章　文献レビューに必要な予備知識 …… 1

1. レビューって何だろう …… 1

2. 研究の世界の約束ごと…研究，文献，論文に関する基礎知識 …… 1

1）文献とは　2
2）一次文献・二次文献とは　3
3）学術雑誌とは　4
4）論文とは　4
5）学会発表と抄録（会議録）とは　6
6）査読（ピア・レビュー）とは　6
　（参　考）　レビュー論文　5
　（参　考）　灰色文献　7

3. 学術論文の基本的な構成 …… 7

4. 研究の種類とデザイン …… 9

1）研究の種類　9
2）研究デザイン　10
3）研究デザインを分類する難しさ　10

5. 文献レビューが重要になった学問的背景 …… 11

1）根拠に基づく医療（EBM）から根拠に基づく実践活動（EBP）へ　11
2）EBMと文献レビュー　11
3）文献レビューの目的に応じたエビデンスの階層　12
　（コラム）　レビューの対象となる文献は看護学に関する研究だけではありません　12
　（ジグソーパズル1）　文献レビューはジグソーパズルみたいなもの　13

Book-1
第2章　文献レビューの概要 …… 15

1. 文献レビューとは …… 15

1）文献レビューの目的　15

  2）文献レビューの定義とプロセス 15
  3）文献レビューは感じた疑問に答える研究方法の 1 つ 16

2. 文献レビューの特徴 …………………………………………………… 18

  1）文献レビューと文献検討の違い 18
  2）文献レビューの利点 19
  3）文献レビューの 5 つのキーワード 20
  4）文献レビューと調査研究 21

3. 文献レビューの簡単な流れと 5 つの step ………………………… 21

  1）5 つの step 21
  2）5 つの step は一方的ではなく双方向的・相互補完的 22
  3）実際の文献レビューは「探す」「読む」「書く」のサイクル 23

4. いろいろな文献レビュー ……………………………………………… 24

  1）高度な文献レビュー　−システマティック・レビューなど 24
  2）伝統的なレビューあるいは物語風のレビュー 25
  3）系統的でないレビューの危険性 26
  4）レビュー論文を読むときの注意事項 26
    （参　考）　出版バイアスと言語バイアス 24

5. 文献レビューを始めるにあたって …………………………………… 26

  1）初心者に向いている文献レビュー 26
  2）レビューの対象とする文献 27
  3）好ましくない文献レビューとは 28
    （コラム）　文献レビューをすることで研究者に必要な基礎的な能力が高まります 28
    （コラム）　抄録の羅列では文献レビューにはなりません 29

6. 文献レビューに役立ついくつかの日常習慣 ………………………… 29

  1）メモをとる習慣を身に付けること 30
  2）クリティカルに読み，書き，考えること 30
  3）情報を記録すること 30
  4）図表を使って考えを整理すること 30
  5）計画的に進めること 31
  6）文献レビューのプロセスを意識してみること 31
  7）優先順位を考えること 31
    （ジグソーパズル 2）　全体像を見る必要性 32

第1章 Step 1 課題設定―研究テーマを決める … 33

1. 課題設定のプロセス … 33
1) 研究につながる素朴な疑問　33
2) トピック，研究テーマ，研究疑問　34
3) 研究テーマを決めるための知識量・情報量　34
4) 知識の増加（情報収集）と課題設定プロセスの循環　35
　（コラム）　研究疑問に対する「正解」を求めているわけではない　33
　（コラム）　論文の読み方　34

2. 研究テーマと研究方法 … 35

3. 研究疑問を絞り込む方法 … 36
1) 良い研究疑問とは？　36
2) 研究疑問の変化と深化　37
3) 発散と収束　37
　（コラム）　制限をつけてテーマを絞り込んでみましょう　39

4. 良い研究疑問を設定するためのヒント … 40
1) 興味や関心，強い研究動機のあるテーマを選ぶこと　40
2) 研究疑問は適度に焦点を絞ること　40
3) 研究疑問は明確で，曖昧さの残らないものにすること　40
4) 研究疑問は決められた時間内で解答可能で現実的なものにすること　41
5) 重要な1つ（多くても2つ）の疑問に絞ること　41
6) 文献を用いて解答できること　41

5. 課題設定を有効にするために … 41
1) 研究疑問の設定プロセスの記録　41
2) いつでも頭の中に研究疑問を…　42
　（ジグソーパズル 3）　研究疑問の絞り込みとジグソーパズル　42

第2章 Step 2 文献検索―文献を検索・入手・管理する … 43

1. 探索的な文献検索と系統的な文献検索 … 43

（参　考）　書誌データベースと検索システム　　44

2.　文献の選択基準　　45

1）選択基準とは　　45
2）適切な選択基準の例　　45
3）選択基準をつくる理由　　45
4）研究疑問と選択基準　　46
　　　（注　意！）　文献の種類による絞り込みはしない　　46

3.　文献検索の方法　　47

1）キーワード検索　　47
2）主題検索とシソーラス　　49
3）キーワード検索と主題検索の併用　　50
　　　（コラム）　適切なキーワードを見つけ出すコツ　　50

4.　検索結果のとらえ方　　51

1）ノイズと見落とし　　51
2）検索実験のすすめ　　52
　　　（注　意！）　重要文献の見落としは致命的になることがある　　51

5.　文献検索の実際　　52

1）文献検索システム　　52
2）検索手順の記録　　55
3）文献の入手　　56
4）コア文献（キー文献）に目星をつける　　57
5）対象文献を確定するまでのプロセス　　57
6）文献データベースによる系統的検索の問題点　　58
　　　（参　考）　医中誌 Web　　53
　　　（コラム）　文献の著者と検索した者の興味や関心が異なる場合　　57
　　　（コラム）　文献検索の step は量的研究と似ています　　58

6.　文献の管理　　59

　　　（参　考）　文献を管理する方法の例　　60
　　　（ジグソーパズル 4）　ノイズ・見落としをジグソーパズルに例えると　　60

Book-2

第3章 Step 3 内容検討―入手した文献を読み，内容を検討する …… 61

1. 批判的吟味ないしクリティークについて …… 61

2. 文献を読む力 …… 62

1）情報収集のための読み方　　62
2）読みにくい文献の理由を考える　　63
3）情報リテラシー　　63
　（コラム）効率よく論文を読む　　63

3. 内容検討の方法 …… 64

1）内容検討の目的　　64
2）クリティカルな内容検討　　65

4. 内容検討の実際 …… 66

1）チェックリストを用いた品質評価　　66
2）文献内容の要約と判定　　70
　（参　考）量的研究の評価の基本　　69
　（参　考）文献の間違いを見つけた場合にどうするか　　71

Book-2

第4章 Step 4 文献統合―検討した結果を整理し統合・解釈する …… 73

1. 要約表の作成 …… 73

1）要約表の体裁　　73
2）要約表に記載する情報量　　75

2. 文献統合の方法 …… 76

1）要約表の概観　　76
2）文献の引用・被引用のマッピング　　78
3）文献統合の基本的な考え方　　78
4）初心者向きの統合の方法　　80

3. 文献統合の実際 …… 80

1）文献全体を1つのデータと考える　　80

2）叙述的にまとめる　81
3）質的に統合する　82
4）結果の精査　84
5）統合した内容のストーリー作り　84
　（参　考）コードとカテゴリの例　84
　（ジグソーパズル 5）文献統合とジグソーパズル　85

第5章 Step 5 論文執筆──全体のプロセスを執筆する ……87

1. なぜ論文を書けないのか ……87

2. 論文執筆に際しての心構え ……87
1）「理解するために書く」から「理解してもらうために書く」へ　87
2）読み手を想定した執筆　88
3）必要最小限の記述　88
4）学術的な文章を書く練習　88

3. 論文執筆の方法と実際 ……89
1）執筆計画　89
2）IMRAD 形式による論文執筆　89
3）図表の整理　92
4）引用文献の取り扱い　93
5）結論と提言に挑戦　94
　（コラム）どの文献のどの箇所に引用する事項があるかを同定するための工夫　92
　（注　意！）引用に関して　93

4. 結果と考察の関係と議論の進め方 ……94

おわりに　96
FAQ　文献レビューについて　よくある質問　97
付録　文献レビューの実例　本書の執筆にあたって行った文献レビューの概要　101
参考文献　106
索引　108

本書の方針

① 本書の主たる読者対象は学部学生と大学院生です

　　本書は，卒業研究に取り組んでいる学部学生や大学院生を主な読者対象としています．研究の「いろは」のような事項も解説をしていますので，研究経験の浅い若手の研究者や，正式に文献レビューの方法を身に付けないまま，学生指導をすることになった教員にも役に立つと思います．内容的にはそれほど難しくありませんが，読み通してみると文献レビューに対するイメージや考え方が変わるかもしれません．

② 文献データベースの解説は必要最小限です

　　文献データベースや文献管理ソフトについては簡単な紹介にとどめ，詳細な使い方は解説していません．これは統計解析の基本技術の解説と統計ソフトの使い方の関係と同じです．統計ソフトの操作方法を知っていても，その背景にある基本知識がなければ正しい結果は得られません．同様に，文献レビューは文献データベースを使えなければできませんが，文献データベースの使い方に習熟していれば文献レビューができるというものではありません．文献データベースを使った検索方法や文献管理ソフトの利用法に関する書籍は多数出版されています．また，インターネット上にも役に立つ情報が載っています．

③ 保健医療系の標準的な文献レビューの方法論を紹介しています

　　文献レビューには，学問分野を問わない一般的な方法論がある一方で，その具体的な方法は学問分野によってかなり異なります．看護学は非常に位置付けが難しい分野です．研究テーマに関しては，心理学や社会学のような社会科学系領域に近い部分があります．その一方で，研究成果の提示に関しては伝統的な医学の影響を強く受けています．つまり，オリジナルな研究はIMRAD形式の学術論文で投稿され，既存の知識体系の中に蓄積されていきます．看護研究で大きな役割を占めている質的研究も，通常はIMRAD形式の論文スタイルをとります．多くの学生が利用する医中誌Webも基本は医学系データベースです．EBN/EBP（根拠に基づく看護・実践活動）は，独自性を保ちながらも，その源流であるEBM（根拠に基づく医学）の考え方の影響を受けて発展してきた経緯があります．以上を踏まえて，本書では保健医療系の文献レビューの方法論を中心に解説しています．

④ システマティック・レビューの考え方に準拠しています

　　「これが文献レビューの基本だ」といえる方法論が確立しているわけではありません．したがって，国内での呼び方は，文献レビュー以外に，文献研究，文献的考察，文献検討など実にさまざまです．また，分析方法としても，多数の文献を抽出して，量的に年次推移を分析したり，研究テーマをパターン分けしたり，あるいは，質的に研究テーマを意味内容で分類・整理するものまで実にさまざまです．本書では，システマティック・レビューと呼ばれる方法論に準拠した解説をしています．

Book-1

第 1 章　文献レビューに必要な予備知識

> **この章のねらい**
> ・研究・文献・論文について基本知識を理解しよう
> ・学術論文の基本的な構成（IMRAD）を把握しよう
> ・研究の種類や研究デザインを確認しよう
> ・文献レビューが重要になってきた学問的背景を学ぼう

1. レビューって何だろう

　文献レビューという言い方は，日本ではあまりなじみがないかもしれません．文献をレビューするから，あるいは文献のレビューであるから文献レビューというわけです．それではレビューとはいったい何でしょうか．英単語では review であり，語源的には「再び（re-）見る（view）」，つまり「見直す（見直すこと）」という名詞と動詞の意味を含んだ単語です．英和辞典などで意味を調べると，review の意味として，「再調査（する）」「再検討（する）」「過去の出来事の報告，説明，総括」「評価のための検査や審査」「作品の批評・論評」「復習・おさらい」「概説・概観」「印刷物としての批評誌・評論誌」などと書かれています．要するに，過去に行われた報告を再検討し，批評し，その概観をまとめ上げることがレビューです．

　最近では，Amazon.com の書籍サイトでも，カスタマー・レビュー（購買客の付けた書評）などとして使われているので，レビューという言葉はかなり一般に浸透してきているでしょう．そして，「論評」だけではなく，それをまとめた「論評誌（冊子）」そのものもレビューと呼ばれます．

2. 研究の世界の約束ごと …研究，文献，論文に関する基礎知識

　予備知識として，研究や文献，論文についていくつか基本的な解説をしていきます．研究（学問）の世界には，長い歴史を経たうえで，以下のような暗黙の了解があります．初めて研究に取り組む人はこの点を知っておきましょう．

　第1に，科学的・学術的知識はそれまでの知識の上に積み重ねられて発展していくという前提です．その意味で，先行研究（これまでに行われてきた研究）を検討することが大事な意味を持ってきます．過去の研究を踏まえずに，自分の主張だけを一方的に通すことは認められません（図 1-1-1）．Google Scholar（グーグル・スカラー：ウェブ検索サイト Google が提供する学術検索サービス）のトップページには，「巨人の肩の上に立つ」（Stand on the shoulders of giants）という標語があります（なお，表

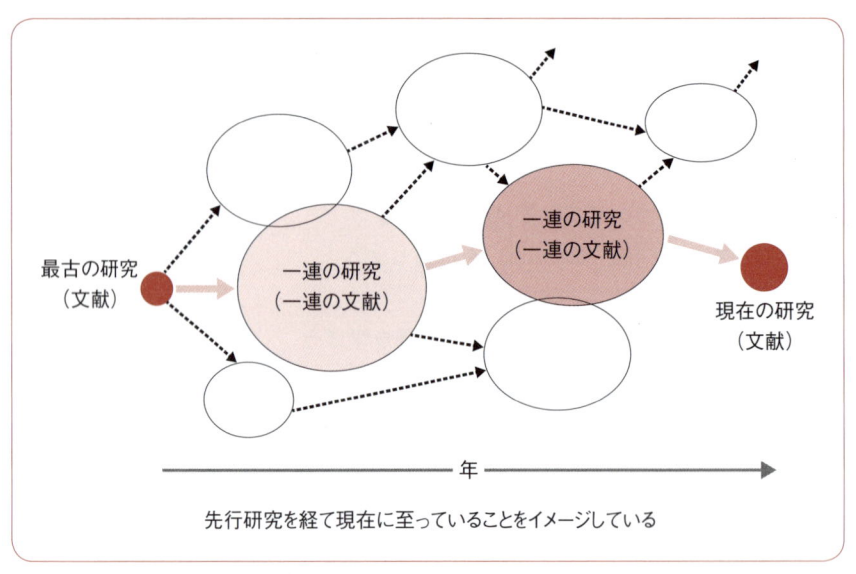

図1-1-1　研究が発展するプロセス　　　　　　　　　　（諏訪（2013）を参考に作成）

現としては動名詞形のStandingの方が一般的です）．これは，小人が巨人の肩に乗ることで，当の巨人よりも少しだけ遠くを見渡せるという意味で，現代の学問は先人たちの膨大な研究の蓄積の上に成り立つことを例えた有名な言葉です．

　第2に，研究の成果は，文献（とくに論文）として文書化・言語化されます．そして，研究者共通の知的財産として利用されます．そのため，他の研究者によって検討されたり，評価を受けたりできる状態になっていないものは研究の成果とは言いにくいのです．加えて，専門的知識を簡潔に共有・伝達するために，事象や概念を表す専門用語や学術用語が高度に発達しています．言い換えると，適切な専門用語や学術用語を使い，コミュニケーションを行えることが研究者としての基本的な素養になります．

　それでは，研究がどのように公表され，社会の共通の知的財産へと発展していく（社会化されていく）のかを簡単に解説します．図1-1-2に示した，研究の世界のコミュニケーション（知識のやり取り）を参考にしながら用語の意味を確認してください．

1）文献とは

　文献レビューでは「文献」をレビューします．それでは文献とはいったい何でしょう．明確な解答があるわけではありませんし，文献の持つ意味や種類は学問分野でかなり異なります．しかし，文献とは何かをある程度決めておかないと，文献レビューの調査対象が定まらず，不便です．多くの人は，学術雑誌に含まれている研究論文とか書籍（専門書や教科書など）を思い浮かべると思います．しかし，近年ではインターネット上で電子媒体としてだけ提供される論文も急速に増えています．また，冊子体と電子媒体の両方で公表される論文であっても，電子媒体で提供されるほうが冊子体による公表よりも数カ月早いのが普通です．

　広い意味では，冊子体か電子媒体かにかかわらず，研究上の参考資料となる文書を文献と呼んで構わないでしょう．この場合，一般向けの科学雑誌や新聞，さらにはイ

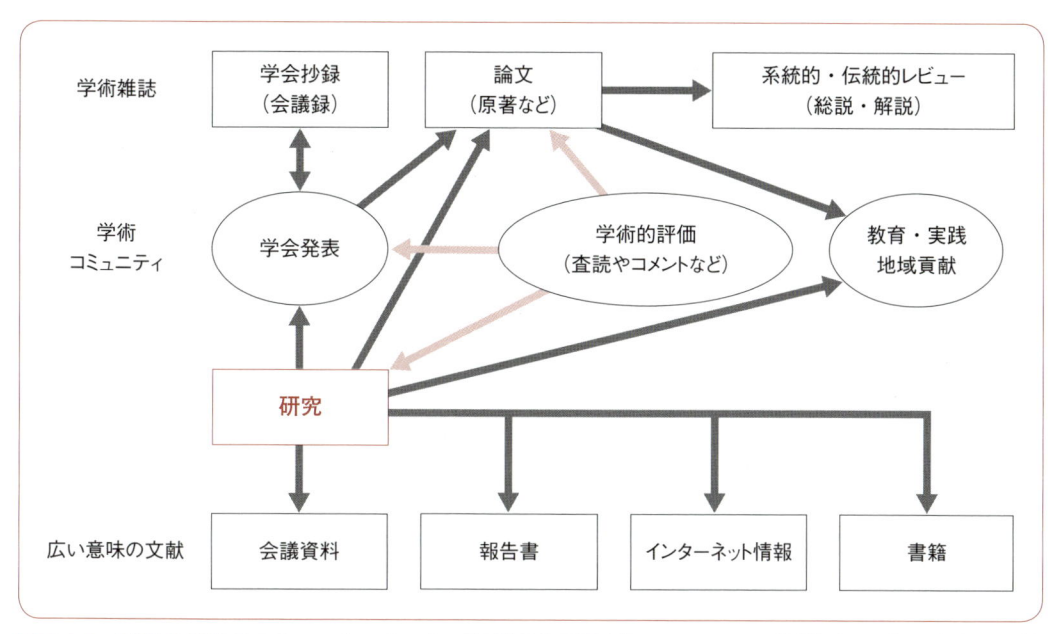

図 1-1-2　研究の世界のコミュニケーション（知識のやり取り）　　　（諏訪（2013）を参考に作成）

ンターネット上のサイトやブログまで含めて膨大な範囲になります．もちろん，こうしたものまで含めてレビューを行うことはあります．しかし，あまり初心者向けではありません．

　本書では，文献とは，「（原則として）査読を受けた結果，内容が適当であると判断され，学術雑誌（電子媒体を含める）で公表される学術的な文書であり，その出典を明確にできるとともに，可能な限り，文献データベースで検索できるもの」と定義します．狭い意味での文献の定義になります．ただし，本書全体の記述において，文献と論文を必ずしも明確に区別して用いているわけではありません．

2）一次文献・二次文献とは（表 1-1-1）

　実際に行われた調査研究，あるいは生データにどれだけ近いかによって，資料は一次文献（一次資料）と二次文献（二次資料）に分けられます．場合によっては，三次文献（三次資料）などに区別する人もいます．大切なのは一次文献かどうかの違いです．この分類の仕方は，研究領域によってやや異なります．

　実際に調査研究を行った著者によって書かれた文献が一次文献です．これを原典と呼んでいます．これに対して，いくつかの研究論文（一次文献）をまとめて，要約したような文献を二次文献といいます．文献リストのような雑誌や図書目録が二次文献に分類されます．やや細かい話になりますが，オリジナルな研究論文であっても，緒言（はじめに）にあたる部分で，これまでの先行研究をまとめた部分は，二次文献的とみなされることもあります．その意味でレビュー文献（後述の総説や解説）は分類が非常に難しいものです．文献リストに近いものならば二次文献的ですし，著者のオリジナリティが十分にあれば一次文献と考えることもできるからです．

表 1-1-1　一次文献と二次文献の特徴

		一次文献	二次文献
査読	あり	学術雑誌に掲載された原著論文など	(査読を受けた総説)
	なし	著者の研究を現した教科書，報告書，政府資料など	文献リスト，索引号，伝統的な総説・解説

　一次文献と二次文献の定義の区別よりも，自分が検討する文献（の一部分）がその著者の生のデータを用いた調査研究なのか，そうでないのかを区別することが大事です．文献レビューを行う場合には，原則として一次文献を用います．他の人の解釈が混じり込まないままの，実際に研究を実施した研究者の生の情報を最優先するからです．二次文献を用いる場合には，そのことを明記します．狭い意味での一次文献は学術雑誌において査読を受けて掲載されたオリジナルな研究論文です．

3）学術雑誌とは

　どのような雑誌を学術雑誌（学術誌）と呼ぶかについても明確な取り決めがあるわけではありません．ある研究領域の研究者やその領域に関心を持つ人が集まり，自分の研究成果を公に発表し，その科学的妥当性を議論する場（あるいは組織）を学会と呼んでいます．多くの学会では，会員（学会員）向けに学会誌と呼ばれる専門誌を編集・発行しています．研究成果はこうした学会誌に投稿し，掲載されることで世に公表されます．しかし，学会誌以外にも，例えば商業誌（出版社が発行している研究者や，実践家向けの月刊誌や季刊誌のようなもの）でも，審査（査読）付きの研究論文を掲載する場合があります．また，大学などの研究機関が発行する紀要という雑誌もあります．学術雑誌は，学術コミュニケーションの中心的な役割を果たします．学術雑誌になじみがなければ，図書館に行って，実際に見るとよいでしょう．いかにも専門的な雑誌から，普通の書店にあるような雑誌まで実にさまざまです．

4）論文とは

　論文は文献の一部になります．研究者が何かを研究し，一定の成果を上げたと思う場合には，その成果を公表します．その場合に，論文という形で言語にして公表します．論文は，調査研究あるいは実践活動などを記録したものであり，他の研究者がこれまでに何を行い，何を考えたかを知る情報源になります．論文を通じて研究者同士が情報を共有していきます．研究成果を口答で発表しても，それは一過性のものであり，学術的な知識（財産）として残っていきません．インターネットの急速な普及によって，学術論文は文献データベースを通じて，誰でも利用可能な知識の財産としての重要性が増したといえます．

（1）論文の種類

　論文の分類は難しく，学術雑誌によっても分類は非常にまちまちです（詳しくは，「看護研究の進め方・まとめ方 第2版」（医歯薬出版）を参照してください）．その中で，

一番重視されているのが，「原著（original article）」と呼ばれる論文の種類です．これは，研究の成果を報告した論文の中でも，originalの名の通り，独創性（オリジナリティ）の高い論文です．研究の価値を判断するうえで，研究者（著者）の独創性というのは1つの重要なポイントになります．この場合の「独創性」は，奇をてらった，という意味ではなく，むしろ新規性のある（新規的な），新たな知見（ノイエス）の発見のような意味合いになります．

原著として採用されることが難しい場合には，例えば「報告」「資料」などの形で論文として掲載されます．その定義もさまざまですが，原著よりはオリジナリティがやや低い論文や，資料的な価値が高い論文と考えてください．もちろん，これらも一次文献であれば文献レビューの対象に含めて構いません．本書では，報告や資料などを含めて，IMRADと呼ばれる一定の形式を備えた論文を広い意味で原著と呼ぶことにします．

この他に，レビュー（総説・解説）と呼ばれる論文があります．これは，ある研究領域でのこれまでの研究成果を概観し，最新の研究動向を示したものです．総説は，個々の研究などを根拠として，ある研究テーマの全体的な状況をまとめた論文です．解説はどちらかというと専門家による初心者に対する解説的・教育的な要素が強い論文です．レビューを読むことによって，その分野について全体像や最新情報を素早く展望することができます．

さまざまな文献の種類と文献レビューでの役割を整理しておきます（**表1-1-2**）．

表1-1-2 文献の種類と文献レビューでの役割

文献の種類	検討対象として	情報源として	引用文献として
原著	○	○	○
総説・解説	△	○	○
会議録	×	△	×〜△
インターネット情報	×〜△	×〜○	△

○：適する，△：場合による，×：適さない

参考

レビュー論文

研究という視点から説明すれば，ある研究テーマに関する先行研究をまとめ上げて，そのテーマについての研究の動向や将来展望を論じた論文をレビュー論文といいます．ここで注意してほしいのは，書評であれば1冊の本に関する書評でもレビューですが，レビュー論文の場合は複数の論文をまとめ上げて論評しているという点です．また，こうした論文を掲載する学術雑誌のタイトルにも使われます．例えば，疫学研究の文献レビュー論文だけを集めたEpidemiological Review（疫学レビュー）という雑誌があります．

(2) 論文を内容面からみると

論文を内容で分類すると，研究（実証的研究），理論，実践活動（実践報告），その他（政策やガイドラインなど）に分類されます．いずれのタイプの論文をレビューする場合でも，研究がその基盤にあり，多かれ少なかれ研究成果をもとに発展しています．初心者の場合，文献レビューの対象は研究論文にしておくとよいでしょう．それ以外のタイプの論文は，必要に応じて研究背景（緒言）などで利用しましょう．どのような実践活動や政策の展開を背景として，今回の文献レビューを実施したかなどを説明します．

(3) 論文の著者順

分野によって若干の差はありますが，原著などオリジナルの研究論文では，著者の記載順は非常に重要な意味を持ちます．保健医療系では，最初にくる著者（第一著者・筆頭著者・ファーストオーサー）が，論文作成や研究のために一番貢献した人，第二著者（セカンドオーサー）がその次となります．最後にくる著者（ラストオーサー）はその研究チームのリーダーであることが多いです．文献を読む場合の基本知識として知っておきましょう．

5）学会発表と抄録（会議録）とは

研究成果の多くは，学会と呼ばれる専門家の集会で発表されます．発表の仕方には，口頭発表や示説発表があります．示説は「しせつ」ないし「じせつ」と読み，ポスター発表のことです．発表内容を要約したものは「抄録（abstract アブストラクト）」として言語化されています．しかし，abstract（抽象的なもの）という通り，あくまでも要約です．大規模な学会であれば，500字程度のこともありますし，多くてもせいぜい1ページから2ページ程度にまとめられたものです．そのため，研究内容を詳しく検討することはできません．学会発表はあくまでも研究の一段階です．つまり，「言語化されており，誰にでも利用・評価可能」という条件を満たさない場合は，研究の成果としての価値が低くなることを知っておきましょう．以上のような理由で，学会抄録は，レビューの参考にはしても，直接の対象にはしないことが多くなります．文献レビュー論文でしばしば「学会抄録（会議録）は除く」と書かれているのは，このような理由があるからです．

6）査読（ピア・レビュー）とは

査読は，研究者が学術雑誌に投稿した論文が掲載される前に行われる，研究者仲間や同じ分野の専門家による評価や検証（レビュー）のことです．ピアというのは"同じ立場の人（仲間）"という意味です．査読をする人を査読者（ピア・レビューアー）と呼びます．学位論文（大学院の修士論文や博士論文）の審査員と似ていますが，学位論文の審査員が審査を受ける学生に公表されているのとは違い，査読は通常は匿名で行われます．これは，なるべく公平を期するためです．普通は複数（2〜3人のことが多い）の査読者による査読が行われます．査読を受けて学術雑誌に掲載されたということは，その研究内容に対して一定の価値が認められたということです．

初心者が文献レビューを行う場合には，学術雑誌のレベル（影響力）までを考慮する必要はありません．しかし，検討対象とする論文が査読を受けたものであるか，そうでないかは区別を付けないといけません．論文が査読を受けたかどうかは，雑誌の投稿規定を読めばわかります．学術雑誌に掲載されるオリジナルな調査研究（一次文献）は，普通は査読を受けています．

一方，その分野の専門家が，編集委員会や出版社から依頼を受けて書く総説や解説（依頼原稿）では，査読を受けないか，受けても簡略的なことが多いので注意してください．もちろん，投稿論文として書かれた総説（分類名は雑誌によってさまざまです）は査読を受けます．最近では，依頼原稿のような総説・解説を「伝統的なレビュー（総説）」（p.25）として，査読を受けた総説とは区別することが多くなっています．

参考

灰色文献

灰色文献とは，文字通り gray literature の訳語です．学位論文，非売品の図書や雑誌，あるいは官公庁の実務マニュアルや報告書，さらには民間団体の会報など，一定の学術的な価値を有するが，入手できない（しにくい）文献や資料を指します．専門的なレビューでは，このような文献も調査対象にします．用語として知っておくとよいでしょう．

3. 学術論文の基本的な構成

学術論文は，日記のように思いついたままに書くものではありません．また，小説のような起承転結もいりません．保健医療系の学術論文は，学術コミュニケーションを素早く確実にするために，原則として IMRAD（イムラッド）と呼ばれる基本構成をもとに書きます．これは量的研究でも質的研究でも同じです．

IMRAD は，論文を構成する主要素である，Introduction（緒言：はじめに），Methods（方法），Results（結果），And Discussion（考察）の頭文字をとったものです．多くの場合，主要部分（IMRD）の前に抄録（Abstract）をつけ，主要部分の後に，結論（Conclusion），謝辞（Acknowledgement），文献（References）を掲載します．方法（M）と結果（R）で研究自体の事実を報告し，その前後にある緒言（I）と考察（D）で背景や議論（実践的な視点）を示すという合理的な構造になっています．場合によっては，結果と考察を一緒に書いてしまうこともあります．この場合には，どこが結果でどこが考察なのかを読み手が区別しないといけません．結論が考察の最後に含まれる場合もあります．

最近では，謝辞の後に利益相反（Conflict of Interest）を開示することが求められています．利益相反というのは，外部企業などとの経済的な利益関係によって，研究

で必要とされる公正で適正な判断が損なわれてしまうことです．そのような可能性が有るか無いかを示さないといけません．例えば，「未成年女子の喫煙の実態」などの研究を実施した場合に，たばこ会社から助成金（資金提供）を受けていれば結果に影響する可能性もあります．

以下に各部分の説明をします．

①抄録：全体の内容を制限字数以内で簡潔に要約します．構造化抄録というスタイルでは，背景，方法，結果，結論（考察としないことが普通です）を区別して書きます．このような区別をしないで，1つの文章として書く場合もあります．普通は最初に読まれる部分ですから，制限字数を守って，ポイントを絞って書きます．文献データベースで公開されることもあります．

②緒言（はじめに）：「しょげん」ないし「ちょげん」と読みます．この部分では，先行研究をまとめながら，どこまでが過去に明らかになっており，どこからが今回の研究によって明らかにしたいのかを，研究背景とともに簡潔にまとめます．最後に研究目的を具体的かつ端的に表現します．

③方法：研究対象と研究の手順を，他の研究者が追試・再現できるように記述します．どのような場所で，誰を対象に，どのような方法でデータを収集したかを具体的に記述します．この部分を読んだだけで，読み手が研究の全体像をイメージできるようにします．すでに公表されている方法は，文献を引用すれば再度詳しく書くことはありません．倫理的配慮についても明記します．

④結果：研究の結果で重要なものを端的に記述します．図表を活用しても構いません．図表に示されている内容を，本文でもそのまま説明する必要はありません．本文にはポイントになる部分だけを書きます．原則として記述は過去形にします．

⑤考察：今回の研究で得られた結果を，文献をもとに従来の知見と比較・関連付けして何が言えるのかを記述します．また，今回の研究の解釈上の制限や限界を記述します．緒言や結果で記されている内容は繰り返しません．今後の展望や実践的な意義などを簡単に書くこともあります．

⑥結論：研究の結論を短くまとめます．結論として単独の章立てにせず，考察の最後に書いても構いません．

⑦謝辞：論文を作成する際に協力して頂いた方，助言や指導を受けた方へ感謝の意を表します．名前を載せる時は，基本的には本人の了承が必要です．研究する上で用いた財源（研究費・助成金）についても明記します．

⑧文献（引用文献）：出典を明記することが，研究の原則です．引用した文献（論文や書籍）を雑誌ごとに決められた方法（執筆要項）で列記します．実際に入手していない文献を記載することは避けます．原則として，原典に戻れることが大切です．どこまでを文献として認めるかは雑誌によって異なります．学会発表の抄録が文献として認められないこともあります．インターネット情報の引用が認められる場合には，サイトのアドレスとアクセス日の記載が必要です．雑誌によっては，参考文献を認めている場合もあります．研究経験の少ない人が実践報告などを書くと，引用文献が1つもないことがあります．これだと，読み手にはこの活動の背景情報が

よくわかりません．仮に，実践報告であっても，活動背景や目的のために何らかの文献は参考にしているはずです．

なお，レビュー論文の場合は，論文のスタイルが分かれます．査読を受ける論文の多くは IMRAD 形式を取ります．しかし，伝統的なレビュー論文（総説や解説）ではこの形式を取らないことが大半です．ただし，全く無形式に書いているわけではなく，多くの場合，ビジネス文書などに見られる，序言（I）・本論（B: Body）・結論（C）からなる IBC 形式を取ります．

4. 研究の種類とデザイン

1）研究の種類

文献レビューでは，先行研究を検索し，レビューします．したがって，研究方法そのものについての知識も必要です．研究方法は，量的研究・質的研究そして文献レビューの 3 タイプに大きく分類できます．その特徴を整理しておきます（表 1-1-3）．

量的研究では，質問紙調査などで数値データを取り，統計処理を行って結果を示します．いわゆる実験室での実験や動物実験もこの中に含めてもよいでしょう．質的研究では，少人数を対象に中身の濃いデータ（面接調査や観察記録など）を取り，主としてその記録内容を言語という形で分析します．量的研究，質的研究は車の両輪のようなものだといえます．これらの研究は，人間の経験を基にした科学（経験科学）ですが，歴史的にみると，量的研究のほうが質的研究よりかなり先行して発展してきました．質的研究はいまだ発展途上の要素も大きい領域であるといえます．

量的研究や質的研究に比較すると，文献レビューはかなり曖昧な要素を含んでいます．そのために，文献レビューが研究方法の 1 つだということが認識されにくいのかもしれません．文献レビューの調査対象は文献そのものです．つまり，量的研究，質的研究のいずれの研究成果（文献）も調査対象に含まれるわけです．したがって，得られるデータも統計的な数値であったり当事者の語りであったりします．レビューする際には，量的研究と質的研究の両方を使ってもよいですし，どちらかに絞っても構いません．どちらを選ぶかは，研究目的や研究者の好みによります．文献レビューの

表 1-1-3 研究の種類と特徴

研究の種類	調査対象	データ	統計処理	論文作成形式
量的研究	人・動物	数値	必須	IMRAD 形式が主体
質的研究	人	言語	少ない	IMRAD 形式が多い
文献レビュー	文献	文献内の記述 （数値あるいは言語）	まとめ方による	系統的なレビュー： 　IMRAD 形式が原則 伝統的なレビュー： 　主に IBC 形式

位置付けは，量的研究や質的研究の補足というよりも，両者の土台（基本）であるといえるでしょう．

2）研究デザイン

研究デザインとは，簡単に言えば，実際に研究する場合の具体的な枠組みのことです．要するに，どのような目的があり，その目的のためにどのような研究方法（例えば，質問紙調査とか，面接調査とか）を採用し，調査対象にはどのような人を選んだかという研究の基盤を構成するものがデザインです．研究デザインについての知識がないと，入手した文献の内容を正しく理解し，内容を検討することができません．

例えば，入手した論文が禁煙指導の効果を確認するために「ランダム化比較試験」を実施していた場合，「ランダム化比較試験」がどのような研究方法なのかを知らないと，この論文の内容を正しく理解し，評価することができません．これは，量的研究に限ったことではありません．「フォーカスグループ・インタビュー」がどのようなインタビューなのかを知らなければ，これを用いた質的研究の論文を正しく理解することが難しくなります．したがって，文献レビューをするためには，量的研究や質的研究のそれぞれに含まれる代表的な研究デザインに対する知識が必要になります．しかし，すべての研究方法に通じることは難しいことです．実際には，論文を集めてから必要に応じて研究方法を教科書などで確認していけばよいと思います．文献レビューが簡単な研究だと思っている人は，文献レビューには，研究方法に対する幅広い知識が必要だということに気が付いていません．

3）研究デザインを分類する難しさ

例えば，疫学研究（医学における代表的な量的研究です）であれば，介入研究，コホート研究，症例対照研究，横断研究，生態学的研究，記述疫学研究という分類をします．先ほど例に挙げたランダム化比較試験は介入研究の一種です．こうした分類は，保健師の国家試験にも毎回出題されるので知っている人も多いと思います．ところが，同じ量的研究でも，看護研究では，実験的研究，準実験的研究，仮説検証型（相関関係）研究，記述的（実態調査）研究などと分類されます．つまり，研究デザインは学問分野の文化（標準的な考え方とか価値観など）そのものを反映しています．これは類似の研究テーマでも，学問分野ごとにアプローチの仕方や考え方が異なるため仕方がないことです．

質的研究の代表的な研究デザインとしては，エスノグラフィー，グラウンデッドセオリー，現象学的研究，アクションリサーチ，事例研究などがあります．しかし，これらの研究デザインにしても背景となる学問領域はさまざまです．初めは，研究方法論そのものにあまり深入りする必要はありません．

5. 文献レビューが重要になった学問的背景

1) 根拠に基づく医療（EBM）から根拠に基づく実践活動（EBP）へ

　一般には，医療現場での実践活動には科学的に確たる裏付けがあると信じられてきました．しかし，実際には必ずしもそうでないことがわかり始めました．このような状況をもとに，1990年代に入り，根拠に基づく医療（EBM：Evidence-based Medicine）が強調され始めました．情報通信技術（ICT：Information and Communication Technology）の大幅な向上と普及による各種データベースの整備，情報検索のシステム化などの影響も受けて，EBMの考えは瞬く間に広がっていきました．こうした流れは，看護学，保健政策などの保健医療に関わる多くの領域にも急速に波及していきました．看護の領域では，根拠に基づく看護（EBN：Evidence-based Nursing）と呼ばれます．現在では，広い意味で根拠に基づく実践活動（EBP：Evidence-based Practice）と呼ばれるようになり，保健医療現場での実践活動における標準となっています．

　EBMは，臨床疫学と呼ばれる分野と非常に強い関係があります．臨床疫学というのは，集団の健康事象を記述・分析する疫学の考え方を臨床場面に応用した学問です．つまり，病気や患者さんに関することは，一人の患者さんだけを見ていてもわからないので，数多くの患者さんから得られた結果を重視しようという考え方です．もちろん，量的な研究だけがすべてではありませんが，このような背景の下で，システマティック・レビュー，あるいは系統的な文献検索とその内容検討という考え方が生じてきたことは知っておくとよいでしょう．

2) EBMと文献レビュー

　EBMは一般に，1. 患者の臨床上の問題の定型化，2. 文献の検索（情報収集），3. 得られた文献の品質評価（批判的吟味といいます，p.61），4. 患者への適応，5. 結果の評価，の5つの段階を踏みます．この中で，とくに2と3で文献レビューの知識が必要になります．1と4は臨床技術に属するものです．ただし，1において，文献検索に必要なキーワードをまとめるための定型化した作業を行います．

　現在，幅広い保健医療系分野でエビデンスを生み出すために膨大な研究成果が公表され，そうした研究成果（論文）を蓄積する母体であるデータベースが発展しています．しかし，ばらばらの知識が多数蓄積されているだけでは有効に活用することが難しいため，エビデンスを統合する技術である文献レビューの役割がクローズアップされています．

　今までは文献レビューというジャンルが非常に曖昧だったため，伝統的な（物語風の）レビューが中心になっていました．しかし，多くの研究を徹底的に集めて分析してみると，従来のレビューで述べられていたことが，必ずしも正しくなかったり，場合によっては間違っていたりすることがわかってきました．そうした理由もあり，系統的なレビューに対する要求が強くなってきたといえます．

3）文献レビューの目的に応じたエビデンスの階層

　文献の品質評価を行うために，EBMでは，研究デザインに基づいてエビデンスの強さに序列を付けています．これをエビデンスの階層（ヒエラルキー）といいます．この基準では，エビデンスが強い順に，1. システマティック・レビューとメタアナリシス，2. ランダム化比較試験，3. コホート研究，症例対照研究，4. サーベイ（横断研究など），5. ケース・レポート（の蓄積），6. 質的研究，7. 専門家の意見，8. 逸話的な意見，となっています．大枠でいえば，量的研究，質的研究，経験談，の順になります．この序列は，疫学的に因果関係を証明するレベルの強さだということを知っておきましょう．因果関係の証明を目的としない研究デザインは，最初から序列が低くなります．実際には，この点を理解しないままに，エビデンスという単語が誤用されたり，拡大解釈されたりしています．

　しかし，このランク付けだと，看護研究に多い質的研究はほとんどエビデンスがないことになってしまいます．質的研究では，最初から因果関係の解明を目指していない（研究の目的が異なる）のですから，一律に評価するのが正しいとはいえません．

　ある地域における認知症高齢者の頻度（割合）を知りたい場合には，現状調査（記述疫学研究や横断研究など）が最も大切なエビデンスです．ある個人の内面について深く知りたければ，質的研究が最良のエビデンスになり得ます．つまり，エビデンスの強さは研究目的の違いによって変わると考えたほうが，より柔軟に活用することができるでしょう．

　検討対象とする文献を選択するには，あらかじめ研究疑問に基づいて，どのような研究デザインの文献を重視するのか，文献レビューの目的に合せて自分なりの序列を決めておく必要があります．

　例えば，児童虐待に関する文献レビューを行うにしても，保健指導のような積極的な介入の効果を知りたければ，介入研究（実験研究）を選び，児童虐待に関して母親全般の意識を問いたければ，横断研究を選ぶことになります．また，虐待経験を持つ母親の心理的内面について深く知りたければ，質的研究を選ぶことになります．つまり，研究疑問（研究目的）に応じて，最良の研究デザインが決まり，それに応じて選

コラム

レビューの対象となる文献は看護学に関する研究だけではありません

　「児童虐待」をレビューするテーマに選んだ場合を考えてみましょう．児童虐待を扱う研究領域は看護学に限りません．医学，保健学，心理学，福祉学，場合によっては，社会学なども関係してくるでしょう．徹底的に文献を集めようとしたら，実に多様な研究領域の文献を集めなくてはいけなくなります．つまり，看護学に関する研究だけを調べていても，文献レビューはできないことになります．文献データベースによる検索で「看護」という絞り込みを行うと，大幅に文献を見落とすことにつながります．

択対象とする文献の重要度（優先順位）が決まってきます．

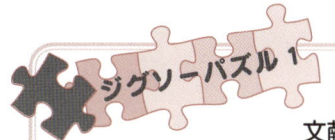

ジグソーパズル 1

文献レビューはジグソーパズルみたいなもの

　海外のテキストでは，文献レビューはしばしばジグソーパズルにたとえられます．それぞれの文献（論文）が，ジグソーパズルのピースの1つひとつです．それを並べていくことで全体像が見えてきます．ここで注意しないといけないのは，レビューする人は，あらかじめジグソーパズルの描く全体像を知らないということです．つまり，ジグソーパズルの完成図がない状態です．ピースを並べることで何かの絵柄が見えてくるという意識は持っていても，それがどんな絵柄なのかはわからないのです．もちろん，研究テーマが決まっているので，絵柄が風景なのか動物なのかぐらいの大きな違いはわかるでしょう．文献レビューは，たくさんあるピースから，似ているピースを集めていくつかのブロックを作り，それらのブロックの関係性や距離感などをもとに，試行錯誤しながら全体像を構築していく作業に似ています．決して1つひとつのピースの位置が最初から見えているわけではありません．残されたピースの位置が最後にわかる場合もあります．また，文献レビューはすべてのピースが完全に揃ったジグソーパズルではありません．最初から，いくつかのピースが足りないジグソーパズルなのです．そして，どの部分のピースが不足しているのかを確認することも大事な作業です．抜けている部分がわかれば，今度はその抜けた部分を埋めるようなピースを探し出せばよいからです．

　つまり，文献レビューを実施することで，ある研究テーマに対するこれまでの研究の，①全体像が浮かび上がってくる，②何がわかっているのかが明確になる（手持ちのピースのみでパズルが完成した状態），だけでなく，③何がわかっていないのか，この先どのような研究を行えばよいのか（パズルのピースが足りない部分）が明確になってきます．ある程度までは全体像がわかるが，実は足りないピースがいくつかあるので，完成図が一通りに決まらないというのが文献レビューの特徴です．足りないピースは多いことも少ないこともあるでしょう．そして，大事なことは，制限時間内にパズルの完成を目指すことです．与えられた時間は無制限ではありません．

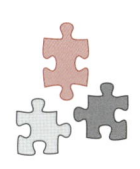

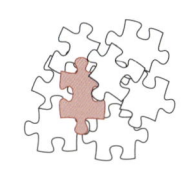

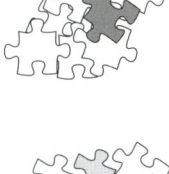

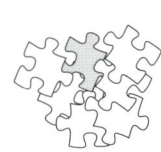

| 1つひとつの文献 | 雑多な文献の山
似ているものを
ブロックで分ける | 配置された文献から
浮かび上がった全体像 |

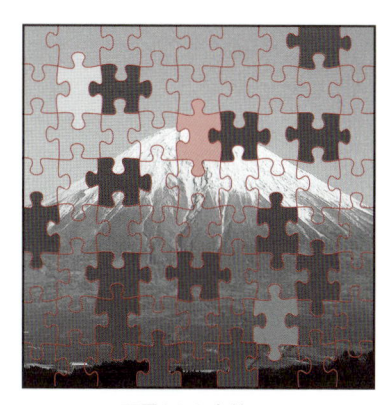

Book-1

第 2 章 文献レビューの概要

> **この章のねらい**
> ・文献レビューとは何かを知ろう
> ・文献レビューにはどのような特徴があるか確認しよう
> ・文献レビューと文献検討の違いを把握しよう
> ・系統的な文献レビューについて知っておこう
> ・文献レビューの流れ（5つのstep）を理解しよう

1. 文献レビューとは

1）文献レビューの目的

　文献をレビューする目的はさまざまです．研究を実施する前に類似の研究を検討して，これまでにどのような成果が得られているのかを知る場合，これまでの研究成果をまとめて，まだ研究されていない新たな研究の必要性を主張する場合，などがあります．

　本書では，卒業研究や学位論文，あるいは文献レビューだけでの単独の論文（簡単な報告や資料など）を公表することを考えて解説しています．この場合の目的は，大きく分けて2つです．第1に，研究疑問に対して，既存の知識体系を整理して，自分なりに一定の解答を導くことです．第2に，先行研究を整理し，これからどのような研究が必要であるかを明確にして，自分が検討・計画している研究を実施することの正当性を主張することです．さらに，将来的な展望まで提言できるかもしれません（図1-2-1）．もちろん，両者は完全に別なものではありません．

2）文献レビューの定義とプロセス

　文献レビューを簡単にいうと，ある研究テーマに関する既存の文献情報をもとに，

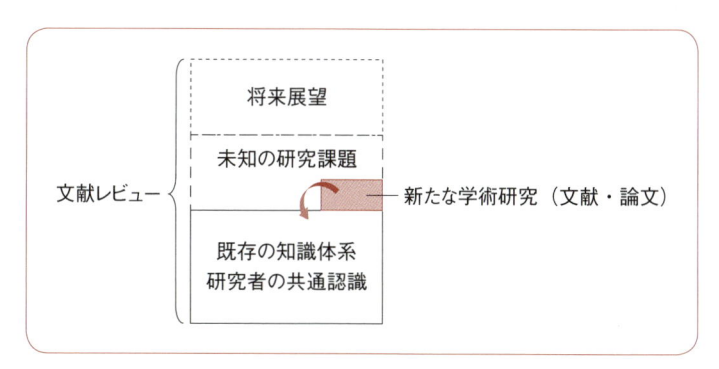

図 1-2-1　学術研究の発展と文献レビューの役割

まとめ上げた研究です．海外では literature review（s）と呼ばれますが，国内では文献レビューよりもむしろ文献研究といわれることが多いようです．

本書では，文献レビューと表記し，「ある研究テーマ（研究疑問）について，これと関係する既存の文献を検索・収集し，その内容を読んで理解・検討・評価した上で，検討した文献を全体として統合するとともに，これまでに何が知られており，この先どのような研究をすればよいかを，レビューする人の視点で（オリジナリティをもって）解釈・意味付けし，文章化し公表する研究方法である」と定義しておきます．やや内容を詰め込んだ感じの表現ですが，文献レビューに必要な要素がほぼ含まれています．

レビューのプロセスは，①研究テーマ（研究疑問・課題）を設定する，②検討すべき文献を検索する，③入手した文献の内容を検討する，④検討した文献の統合を行う，⑤以上の全体を文章化する，という5つの step に分けられます（図 1-2-2）．

3）文献レビューは感じた疑問に答える研究方法の1つ

実習や講義を通じて素朴な疑問を感じることがあると思います．例えば，産科病棟で不妊治療を行って妊娠した妊婦さんに出会った場合，不妊治療が患者さんに与える影響はどのようなものだろうか？と考えることがあるかもしれません．その影響は，妊婦さんに対する身体的なものも，精神的なものもあるはずです．また，経済的な負担や将来生まれてくる赤ちゃんへの影響，さらには，育児態度などに関係するものかもしれません．講義に比べると実習ではダイレクトに心に響く経験も多いはずです．こうして生じた疑問の多くは，その場限りで終わってしまいます．しかし，疑問がより身近なものや，自分の興味や関心が強いものであれば，いろいろと調べてみて，何

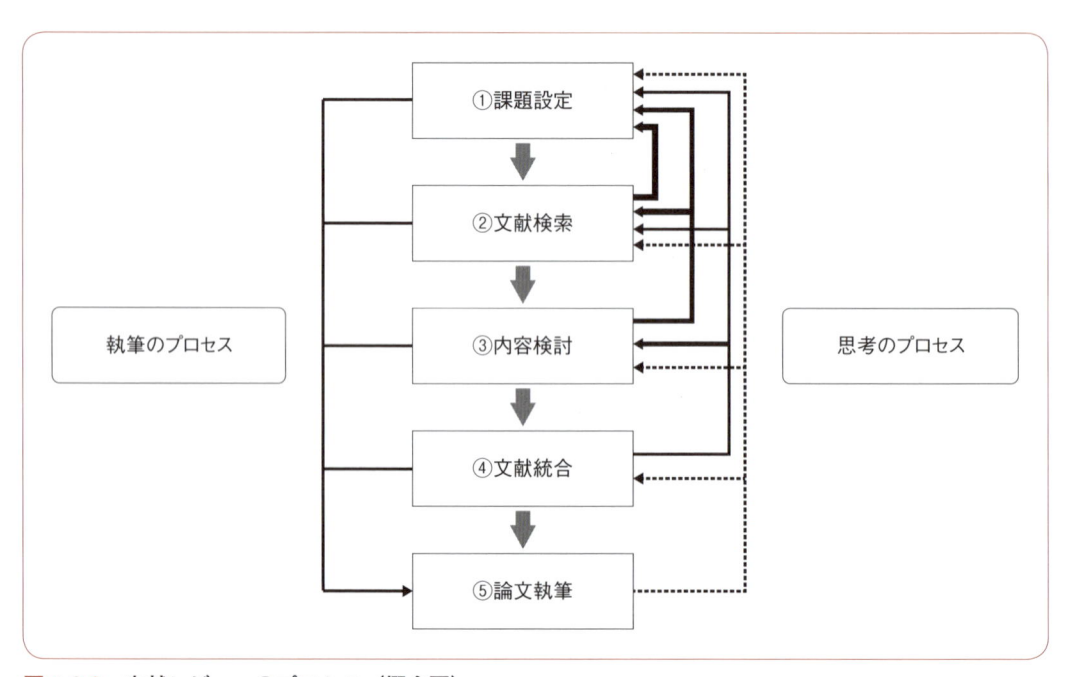

図 1-2-2　文献レビューのプロセス（概念図）

らかの答えを得ようとするのではないでしょうか．

　自分なりの答えを探すといっても，疑問や関心が多すぎたり，漠然とし過ぎたりしていると，何から始めてよいのかわからなくなります．この例でいうと，不妊治療は患者さんに対して精神的な負担が大きいのではないだろうかと想像したことを根拠に，「不妊治療が患者さんに与える影響」の中で，「精神的な負担感」に的を絞って調べてみることにします．では，その答えをどのように探したらよいでしょうか．一番簡単なのは，先輩などに聞いてみることでしょう．しかし，先輩がいつでも正しい答えを持っているとは限りません．たとえ経験豊富な先輩であっても，何百人もの不妊治療患者さんをみていることは少ないでしょう．あるいは，図書館で教科書や雑誌を読む方法もあります．しかし，書籍の発行年によっては内容的に古く，現在の状況を反映していないかもしれません．また，1つや2つの本を読んだだけで正しい答えが得られる保証はありません．たまたま読んだ本によって書いてある内容が異なるかもしれません．

　この疑問を卒業研究のテーマに決めたとしましょう．そうすると，実際にいろいろと調査することが可能になるかもしれません．この場合，大きく分けて2つの方法があります．1つ目はアンケート（質問紙調査）を行って実態を調べることです．不妊治療専門のクリニックや産科の外来で患者さんに質問紙調査を行うことができ，大勢の回答が得られれば，全体的な傾向がわかるはずです．しかし，どのようなことを質問したらよいでしょう．精神的な負担に関係する内容の質問を考える必要があります．思い付きで質問を並べただけでは，良い結果は得られません．2つ目として，実際に不妊治療中の人にインタビュー（面接調査）をするという方法が考えられます．この場合には，大勢の人を調査することは難しいですが，一人ひとりから詳しい内容を聞くことができます．しかし，この場合もどのような質問をしたらよいでしょう．それ以前に，面接方法のトレーニングを受けないで，初対面の人から納得いく回答を得ることは可能なのでしょうか．また，不妊治療のようなデリケートな問題に対しては，調査をするにあたって普通よりも厳しい倫理審査を受ける必要もあるでしょう．質問紙調査も面接調査も，正しいやり方で実施しなければなかなか正しい答えには到達しません．

　実際に調査を行うことだけが疑問に対する解答を得る方法ではありません．このような場合に，解答を求めるための全く別の方法があります．それは，先行研究を参考にすることです．先に，教科書や雑誌を調べると書きましたが，1つや2つの情報だけではなく，徹底的に情報を調べ上げるという方法です．情報にも信用できるものもあれば，信用できないものもあります．そこで，不妊治療が患者さんに与える精神的な負担感に対してこれまでに行われてきた研究の結果を，学術的な「文献」を通じて徹底的に調べ上げて，自分なりの解答を探し出すのです．それがこの本で解説する文献レビューという研究方法です．ここであえて研究方法と書いたのは，文献レビューという方法は，質問紙調査（一般には量的研究といわれます）や面接調査（一般には質的研究といわれます）と同じで，科学的な研究方法の1つだからです．

2. 文献レビューの特徴

1) 文献レビューと文献検討の違い

　　文献検討という用語（概念）自体の明確な定義はありません．ここでは，「具体的な調査研究を行う場合に，先行研究を調べて，その内容をまとめ上げること」としておきます．文献レビューと文献検討は共通する要素があるため，2つを混同している人がいますが，いくつかの点で異なります．その違いを表にまとめました．（表1-2-1）

　　文献検討では，その結果は，論文の一部として緒言などで簡潔にまとめます．仮に，徹底的な文献検索を行ったとしても，その詳細を記すことはありません．あくまでも論文の主たる報告内容は，実際に行う質問紙調査や面接調査などです．

　　一方，文献レビューは，それ自体で完結した1つの成果物（論文）を作成する必要がある点で異なります．文献レビューの場合には，必ずしもその後の調査などを念頭に置かず，興味や関心あるテーマ（研究疑問）について，文献で調べ上げ，一定の解答を得るだけでも構いません．文献レビューは，それ自体が1つの論文になるので，ある程度詳しく，研究方法（どのように文献を検索したのかなど）を記述しなければいけません．また，文献レビューをすることで何が新たにわかったのかを示す必要があります．通常の調査研究の前に行う文献検討では，それほど多くの紙面を割きませんから，徹底的に検索や検討を行ったのかは不明です．

　　卒業研究の場合を考えてみましょう．質問紙調査を実施するには，事前に類似の研究を調べます．しかし，系統だった方法で徹底的に調べ上げることは，時間的な制約もあり難しいでしょう．

　　ややニュアンスが異なるのは，学位論文の一部に文献レビューを含める場合です．文献レビューだけで保健医療系の学位論文とすることはそれほど多くありません．しかし，論文に厳しい字数制限がない場合には，ある程度の分量を文献レビューに割く

表1-2-1　文献レビューと文献検討の違い

	文献レビュー	文献検討
主たる目的	研究疑問に対する一定の解答を得る 学術的到達点（既存の知見）を知る	自分の研究の必要性を主張する 自分の研究そのものの参考にする
その後の研究	必ずしも意識していない	強く意識している
論文化	それ自体で完結した論文（あるいはそれに近い体裁を整える）	論文の一部（緒言など）
実施方法	系統的にした方がよい	系統的であることが望ましい
方法の適切さ	確認しやすい	確認しにくい（できない）
網羅性の程度	高いほうが良い	文献レビューよりも低い （本文では主要なものを示す）

必要があります．文献レビューをした結果次第で，その後の研究の必要性を立証することもできるでしょうし，逆に新たに研究を行う必要性を，説得力を持って説明しきれない場合も出てきます．その意味では，学位論文における文献レビューは，単独のレビュー論文として成立するだけの内容を目指すべきでしょう．

　結論からいうと，文献レビューができれば文献検討はできますが，その逆は無理だということです．

2）文献レビューの利点

　文献レビューは，量的研究や質的研究のようないわゆる調査研究とは異なった特徴があります．その特徴を簡単に整理してみます．

(1) 時と場所を選びません

　文献レビューはパソコンとインターネット環境があれば，比較的いつどこでもできる研究です．研究は，質問紙や面接などで調査対象者から新たにデータを収集して，分析することだと思っている人が多いようです．しかし，調査対象者を文献（既存のデータ）としているのが文献レビューだと考えれば同じことです．おおよその研究テーマが決まれば，文献レビューはその日からでも開始することができます．

(2) 研究者主導で進めることができます

　通常の調査研究では調査対象者の予定に左右され，研究者の都合通りにいかないことが多くあります．例えば，外来の患者さんを対象とする場合には，調査は外来日時に限られます．文献レビューであれば，比較的研究者の予定に合わせて研究を実施できます．もちろん，図書館の休館日やweb環境の不具合など，研究者の都合通りにいかないこともあります．しかし，人を対象とした研究に比べれば，その度合いははるかに低くなります．

(3) 比較的低コストで実施できます

　学生のうちはなかなか意識しにくいものですが，研究は決して予算なしにできるものではありません．例えば，質問紙調査では調査対象が100人よりも1,000人のほうが良い結果が出るでしょう．しかし，対象数を増やすと，その分調査に必要な印刷代や郵送費がかかります．文献レビューの場合はどうでしょうか．学生であれば，大学の図書館や情報処理室，あるいは研究室のパソコンを使えば，検索に必要な料金はほとんどかからないでしょう．文献の入手も大学の図書館を通じての請求であれば金額はかなり抑えられます．

(4) 倫理的な制約が少ないです

　倫理審査は，実施しようとしている調査研究が倫理的に問題を含んでいないかを審査します．一般に，人（場合によっては動物）を対象とした調査研究では，倫理審査を通すことが必要となります．無記名の質問紙調査であっても倫理審査が必要な場合もあります．近年，倫理審査が厳しくなる傾向にあります．文献レビューでは，人を直接の研究対象としないので，倫理的な問題はまずありません．

　文献レビューにおいて問題となるのは，剽窃・盗用（いわゆる無断借用やコピー＆ペースト，p.93）のような，著作権や出版に関する研究倫理です．しかし，こうした

問題が直接倫理審査の対象となることは普通ありません．

以上から，文献レビューは，かなり研究者の計画に従って進めていくことができる研究であるといえます．ただし，決して楽にできる研究という意味ではありません．

3）文献レビューの5つのキーワード

海外のテキストでは，系統的な（システマティックな）文献レビューの特徴を表すキーワードとして，「系統的な systematic」とともに，「明確な explicit」「網羅的な exhaustive」「包括的な comprehensive」「再現可能な reproducible」が頻繁に出てきます．

1番目の「系統的な」は，「順序立てた系統的な手順で文献レビューを実施せよ」ということです．文献レビューは，それだけで独立した研究方法の1つです．決して思い付きのやり方で行き当たりばったりにやるものではありません．だからこそ，文献レビューの手順やプロセスが示されているのです．もちろん，文献の検索や検討した内容を統合していくプロセスなどでは，かなりの試行錯誤が必要になります．しかし，この場合にも典型的な手法や技術があります．

2番目の「明確な」は，「あいまいな要素は極力減らせ」ということです．研究テーマに限らず，文献の検索でも結果の提示方法でも，可能な限り明確に表現しないといけません．例えば，単に「小児肥満」というよりも「幼児肥満」というほうが，1歳から就学前に年齢が限定されるので，研究内容が明確になります．簡潔明瞭という言葉があるように，論文というのは長ければよいというものではありません．誰が読んでも意味がはっきりと通じるように，わかりやすく書く必要があります．

3番目の「網羅的な」は，言い方を変えると「徹底的な」ということです．文献を検索するのであれば，文献データベースだけでなく，入手した文献の引用文献・参考文献なども利用して徹底的な検索を行います．自分の意見や主張に都合のよい文献を集めたレビューでは，良いレビューとはいえません．

4番目の「包括的な」は，個々の文献の内容だけではなく，レビューする文献全体として何が言えるのかを常に意識しないといけないということです．つまり，文献レビューでは，文献の内容を単に羅列すること以上のものが求められています．

そして，5番目の「再現可能な」は，とくに自然科学系分野で重視する考え方の1つです．研究というのは，その内容を誰がやっても再現できるものでなければいけません．これは実際に再現するということではなく，この方法であれば同じ結果が再現できそうだと読み手がイメージできるということです．例えば，文献検索の方法をより具体的に詳細に書くことで再現可能性（同じことが再現できそうだという度合）が高くなります．「文献データベースとして医中誌Webを用いて，『児童虐待』をキーワードとして検索を行った」と記述した場合よりも，「文献データベースとして医中誌Webを用いて，『児童虐待』をキーワードとして，2013年4月に検索を行った．ただし，文献は2000年1月以降のものに限定し，言語は日本語とし，会議録は除いた」と記述してあるほうが，検索結果を再現することが容易になります．

以上の5つのキーワードを意識しながら，レビューを進めていきましょう．

4）文献レビューと調査研究
（1）文献レビューが先で調査研究が後

どのような研究をする場合でも，文献検討をすることは必須です．文献レビューの正しい方法を身に付けておかないと，文献検討すらできず，自分が今から行う研究の意味はどこにあるのか，これまでに何がわかっていて，何がまだ研究されていないのかなどを，説得力を持って示すことができません．

しかし，卒業研究の場合などは時間的な制約があります．例えば，質問紙調査を実施するとなれば，質問紙を作成し，実際に配布・回収し，データを入力，分析することに目が向きがちです．そうすると，事前の文献検討にかける時間が少なくなり，文献レビューの手順を詳しく学ぶことは難しくなります．文献レビューを行った経験がないと，「徹底的に文献を検索して，その全体像を論理的に描写する」というプロセスが中途半端になりがちです．そうなると，調査研究の結果に合わせて文献を探し出して読むということになりかねません．これでは本末転倒です．

（2）文献レビューは先行研究に関する現状把握

疫学では，現状把握（実態調査）をすることを，橋を作る時に川幅を測ることに例えます．例えば，寝たきりの要介護高齢者の数がわからないと，介護老人福祉施設がどのくらい必要なのかわかりませんね．つまり，現状把握ができていないということは，川幅を測らずに橋を作るようなものです．

文献レビューは，いわば調査研究を実施する前の実態調査に相当します．これまでにどのような研究が行われており，何が明らかにされているのかが不明のままで調査研究をしてもよい成果は得られないでしょう．もしかしたら，同じような研究がより大規模に実施されているかもしれません．すでにある程度の結論が出ている調査を，あえて調査する必要はあまり多くありません．海外の多くのテキストでは，文献レビューをすることで，reinvent the wheel（わかりきったことをやり直すこと）を防げると強調します．

文献レビューのトレーニングをしてから，量的研究や質的研究に進むほうが，結果的には，研究活動に対する基礎知識や理解度が増していきます．

3. 文献レビューの簡単な流れと5つのstep

1）5つのstep

本書で示した文献レビューの定義に従って，もう少し文献レビューの流れを示しておきましょう．文献レビューの手順に，決定的にこれだといえるものがあるわけではありません．しかし，必ずやるべきいくつかのstepがあります．

本書では，便宜的に以下の5つのstepに分けて解説します（p.16，図1-2-2）．それは，①研究テーマを決定すること（課題設定），②設定したテーマに関連する文献

を検索・入手すること（文献検索），③検索・入手した文献を読み，その内容を検討すること（内容検討），④検討した結果を整理し統合・解釈すること（文献統合），⑤全体を文章化すること（論文執筆），です．Stepを定型化しておくことは，結果を確実に出す意味でも大事なことです．思い付きの方法では，いくら時間をかけても結局は無駄が多くなります．

すべてのstepがそれぞれに大切ですが，この中で一番見落としやすいのは，④の文献統合です．個々の文献の内容を検討してまとめただけでは文献レビューにはなりません．文献レビューでは，検索し，収集し，内容を検討した，複数の文献の全体としての理解と解釈が必要になります．

2）5つのstepは一方的ではなく双方向的・相互補完的

文献レビューの流れ図（p.16, 図1-2-2）で，矢印の向きによく注意しましょう．矢印の太さは流れの強さを表しています．原則としては①〜⑤の順に流れていきます．しかし，5つのstepは決して一方向にだけ向かうものではありません．これは文献レビューの大きな特徴です．

研究テーマを決めるにはある程度の予備知識が必要ですから，課題設定と予備的な文献検索は相補うものです（②から①に向かう矢印）．実際には，必要と思われる文献を読んで解釈することによって，新たな文献が必要になったり，新たな研究疑問を生じたりすることもあります（③から①や②に向かう矢印）．また，入手した文献それぞれを理解し，全体をまとめ上げることで，初めて見えてくるテーマがあります．そうすると，もう一度最初に立ち返って，テーマをより明確にすることもあり得ます（④から①〜③に向かう矢印）．

文献レビューに限った話ではありませんが，研究では分析をしながら，同時に執筆も進めていきます．この場合の執筆は，最初はメモや覚書であったり，各プロセスの詳細な経過を書き留めたものであったりします．実際には，こうした記録を編集しながら最終的な原稿が完成していきます．文献レビューの最終段階で，論文を改めて一から書き始めるという方法は，非常に効率が悪いことになります．また，執筆することで初めて思いつくことや理解できることが多くあります．これらが，課題設定や文献の理解などに多少なりともフィードバックしていきます（⑤から①〜④に向かう矢印）．もちろん，いつでもこのようにフィードバックするとは限りませんが，文献レビューという研究方法は，一定の手順はあるものの，それらは決して固定した順序ではなく，かなり柔軟性が高いということを知っておきましょう．

一般の調査研究であれば，研究テーマ（目的）を設定し，質問紙や面接でデータを取ってしまったら，なかなかやり直しは利きません．大事な項目を聞き忘れたとしても，改めて調査し直すことは難しいでしょう．また，データが少ないからといって，次々と調査対象を増やしていくことも研究の質を落とすことにつながります．文献レビューの場合には，いったん研究を開始し，文献を読んだり，解釈したりしてから，検討対象となる文献を新たに追加しても，また，もう一度初めに戻って研究テーマを修正し，研究をやり直しても大きな問題はありません．

3）実際の文献レビューは「探す」「読む」「書く」のサイクル

文献レビューでは,「探すこと（調べる・検索）」と「読むこと（内容検討）」と「書くこと（執筆）」が循環しながら, 研究テーマや結果の統合が深まっていきます（図1-2-3）. 実際に, 文献レビューを何度も経験していくとわかることですが, 探す, 読む, 書くという行為は決して独立したものではなく, 相互に関係し合っており, しかもポジティブにフィードバックし, お互いを高めていきます. 読むことはインプット（入力）に相当し, 書くことはアウトプット（出力）に相当します. 両者を連結するのが探すこと（情報収集）です.

とくに見落とされがちなのは, 書くことの重要性です.「書くために読む」ことは理解できると思います. 読んで知識を蓄えなければ書くことはできません. しかし,「読むために書く」こともあります. 頭の中で漠然と考えていたことを, 実際に書いてみることで内容が具体的になり, 新たに読まなければいけない文献が明らかになってくることがあります. 文献レビューを始めると, どうしても読むことに専念しがちですが, 読むことと書くことは深く関係しています. ただし, 文献レビューの内容的なプロセス（文献検索, 内容検討, 文献統合）と, 最終的なアウトプット（執筆されて完成した論文）は, 区別しないといけません. 読んで, 理解して, 頭の中でまとめることができたからといって, 必ずしも適切に書けるとは限りません.

学術的な成果は論文として文書化・言語化されることで初めて, 研究者共通の知的財産になります (p.2). これは文献レビューに関しても同じことです. つまり, 研究成果を正しく伝えるためには執筆する力が重要です. 学生であれば専門書や教科書, あるいは文献を読む機会はそれなりにあると思います. 一方, 書くことはレポート提出の時ぐらいしかないという人も多いのではないでしょうか. 論理的に筋道立てて書くこと, あるいはその前段階として, その場その場でメモを取る習慣が執筆をするうえで大切になってきます. 読むこと以上に書く習慣には大きな個人差があります. 書くことに慣れていない人は意識的に書く練習をしてみましょう.

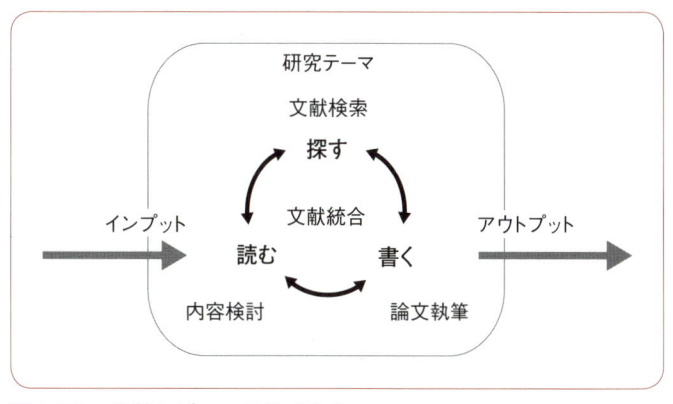

図 1-2-3　文献レビューのサイクル

4. いろいろな文献レビュー

1）高度な文献レビュー －システマティック・レビューなど

　　　文献レビューの中でも，とくに専門性が高いレビューにシステマティック・レビューがあります．日本語訳にすると，系統的レビューですが，システマティック・レビューのほうが用語として定着しています．システマティック・レビューは，それだけで確立した1つの方法論です．

　　　システマティック・レビューでは，厳密なプロトコール（研究実施の手順）に，あらかじめ定められた研究テーマや文献を検索・抽出していくふるい分けの戦略を記載し，やり残しがなくなるまで徹底的に検索を進めます．通常は研究チームで行います．そこでは，出版バイアスを減らすために，未公表のデータの入手も試みたり，著者に連絡を取ったりすることもあります．そして，文献を選択する基準と除外する基準を明確にし，高品質の文献だけを厳選し，系統的にレビューします．同じ論文の品質を複数の研究者が別々に判定し，その結果を確認する作業もあります．このようにして得られた結果が統合され公表されます．

　　　システマティック・レビューの他にも，さまざまな高度な文献レビューの方法が開

参考

出版バイアスと言語バイアス

　バイアスというのは，疫学の用語で「偏り」のことです．研究の成果を論文という形式で世の中に公表する際に付随するさまざまなバイアスがあります．代表的なのが，出版バイアスと言語バイアスです．

　出版バイアスは，肯定的な（期待通りの）結果が出た研究は，否定的な（期待通りでない）結果が出た研究に比べて出版（公表）されやすいというものです．このような偏りがあることを考慮して，システマティック・レビューでは，会議録や灰色文献，未公開の情報などまでを探し出します．自分の研究疑問に関して，あまりにも似たような結果の文献が多い場合には，必ずしも事実を反映しているだけではないことを知っておくとよいでしょう．

　言語バイアスは，論文の言語は，研究結果が肯定的か否定的かに依存しやすいというものです．一般に，肯定的な研究結果は，より多くの人に知ってもらえるように英語で書かれることが多くなります．日本における日本人研究者による研究であっても，国外の学術雑誌に投稿されることは稀ではありません．そのため，日本語の文献検索サービスだけを使った場合には，必ずしも日本における研究成果の全体像を表していない可能性があることを知っておきましょう．場合によっては，言語バイアスについて，考察などに加筆すればよいでしょう．例えば，研究疑問に答える文献は「存在しなかった」のではなく，「（日本語データベースでは）見つけ出せなかった」と書いたほうが正確です．

　これ以外にも，肯定的な結果は引用されやすい（引用バイアス），複数の研究結果が出た場合には，肯定的な結果が選択され公表されやすい（結果報告バイアス）など，さまざまなバイアスが付随します．また，文献データベースそのものも，決して収録情報に偏りがないわけではありません．

発されています．メタアナリシスと呼ばれる文献レビューでは，類似の量的研究の数値情報を統計的手法でさらにまとめ上げていきます．質的研究の高度な文献レビューには，メタシンセシスあるいはメタエスノグラフィーと呼ばれる手法があります．

2）伝統的なレビューあるいは物語風のレビュー

システマティック・レビューの対極にあるのが，従来多く見られたレビューの方法です．両者の違いは表 1-2-2 に示す通りです．査読を受けることが少ないレビュー論文といってもよいでしょう．つまり，検索方法が明記されておらず，レビューの仕方も系統的でないレビューです．こうしたレビューを海外では「伝統的なレビュー traditional review」あるいは「物語風のレビュー narrative review」と呼んでいます．こうしたレビューが存在するのには，それだけの背景があります．文献レビューが独立した研究方法論として認識されたのが遅かったことが 1 つの理由です．これまで文献レビューは，その分野で豊富な知識・経験を持つ専門家に書いてもらう依頼原稿と呼ばれる形が多かったこともあります．このようなレビューは，著者の考え方や立場，経験や思い込みが強く反映されやすいのです．ジグソーパズルでたとえると，全体の絵柄の一部分だけを表す偏ったものになりがちです（図 1-2-4）．

表 1-2-2　システマティック・レビューと伝統的なレビューの違い

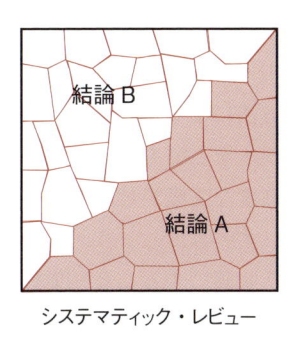

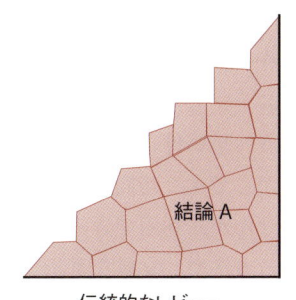

	システマティック・レビュー	伝統的なレビュー
研究疑問	十分に焦点化されている	焦点化されていない
検索戦略	徹底的で十分に焦点化されている	焦点化されていない
内容検討	厳密な方法に基づく	不明瞭な方法
文献統合	厳密な方法に基づく	不明瞭な方法
論文形式	原則として IMRAD 形式	著者の好み
再現性	明確で再現可能な方法	容易に再現できない

伝統的なレビューのすべてが偏っているという意味ではなく，偏る危険性がある，あるいは偏っていてもそれを判断できないということです．

図 1-2-4　システマティック・レビューと伝統的なレビューのイメージ

3）系統的でないレビューの危険性

　　系統的でないレビュー，言い換えると，伝統的なレビューが危険なのは，間違った情報を広めてしまう可能性があることです．テレビの健康番組の情報程度であれば，多くの人は半信半疑で聞くでしょう．しかし，著名な研究者によるレビュー論文や，有名な学術雑誌に掲載されたレビュー論文が保健医療関係者に与える影響は計り知れないものです．とくに，患者さんに直接かかわるような治療効果や副作用などについて，科学的な根拠（エビデンス）に基づかない伝統的なレビューは，社会問題にまで発展する危険性があります．これまでにもそうした事例がいくつも知られています．

　　もちろん，健康に関するあらゆることに対して，いつでもエビデンスを求めることは，日常生活では必要ありません．しかし，学術的な文献レビューをする場合には，それがたとえ卒業論文であっても，偏ったレビューは避けましょう．

4）レビュー論文を読むときの注意事項

　　研究に慣れていないと，学術論文というだけでその内容をすべて信じがちです．しかし，レビュー論文（総説や解説）を読むときは，文献レビューをどのように実施したかが明記されているかどうかを確認するとよいでしょう．査読を受けていないと思われる論文の場合には注意が必要です．レビューされた論文の内容の評価や統合がきちんとされているかもポイントです．引用された論文に対する評価がなされていないと，その論文の位置付けも不明のままです．また，引用文献が極端に著者の論文に偏っている場合も注意して読む必要があります．著者以外に専門家がいないことは考えにくいからです．

　　依頼原稿の場合，原著と同等の評価を受けにくいですし，時間をかけずに自分の知識のみで原稿を書く場合もあります．この種の論文は，あるテーマについて偏った結論（見方）に結び付きやすくなります．

5. 文献レビューを始めるにあたって

1）初心者に向いている文献レビュー

　　まずシステマティックな（系統的な）方法による文献レビューに挑戦してみるとよいでしょう．思い付きの方法で文献レビューをしても，研究疑問に対する解答が偏ってしまうからです．時間と人手のかかる高度な文献レビューをいきなり実施する必要はありませんが，利用できる方法は参考にすべきでしょう．検討すべき文献だけをふるい分ける方法や，文献を選択する基準を明確にすること，集めた文献の内容を決められた手順で（クリティカルに）検討し，まとめ上げることなどが大切です．

　　文献レビューの各プロセスに習熟することを主目的に，教科書的な文献レビューをすることをお勧めします．そのためには，それに見合った研究テーマを設定することが必要となります．以下を参考にしてください．

（1）文献レビューの手順に従って進めていきましょう．有効なやり方がある部分は，積極的に有用なツールを活用しましょう．文献レビューで有用なツールの一覧を示します（表1-2-3）．具体的にはBook-2で解説していきます．

（2）原著論文を中心とした，入手しやすい一次文献を検討対象にしましょう．一次文献以外の資料を検討するには，より深い知識と内容を評価する視点が必要になりますので，初歩的なトレーニングを積んでから実施するほうが無難です．入手しにくい資料や，内容を評価しにくい論文（方法論や実践プログラムに関する論文など）は不向きです．

（3）検討対象とする論文の数は，1つのテーマに対して多くても10～20編程度を目安にするとよいでしょう（そうなるようにテーマを絞り込みましょう）．無理のない分量を対象にすることで，それぞれの論文を深く読み込むことができるとともに，内容を統合していく負担が軽減します．

（4）場合によっては，検討する論文を量的研究か質的研究の一方に絞ることも考えてみましょう．検討すべき論文の研究方法を絞らないと，それだけ多くの研究デザインに習熟し，検討しなければならないので負担が大きくなります．

（5）日本語で書かれた論文に限定しましょう．英語の論文まで含めてレビューを行うと，負担が大きくなります．適切なキーワードが見つからなかったり，絞り込みがうまくいかなかったりして，検索そのものが中途半端になる恐れがあります．また，英語を読むことに意識が向いてしまい，内容を検討してまとめるという大切な部分がおろそかになります．文献レビューの方法に慣れることを第一の目標にして，まずは日本語できちんとレビューができるようになってから，英語の論文に進んでいきましょう．

2）レビューの対象とする文献

一般に文献レビューという名称で呼ばれているのは，研究テーマによっては狭い意味での学術論文以外の文献も検討の対象にすることがあるからです．例えば，教科書の記述や政府の出している報告書などを検討対象に含める場合もあります．しかし，初心者の場合は，まず学術論文に限定して文献レビューを行うほうがよいでしょう．

その理由は，大きく分けて2つあります．第1に，論文であれば文献データベース

表1-2-3　文献レビューのプロセスと有用なツール

課題設定	フリーライティング，マインドマップ，ブレーンストーミング
文献検索	文献データベース検索，雪だるま式検索
内容検討	批判的吟味のチェックリスト，個別文献用質問紙票，クリティカルシンキング
文献統合	要約表（マトリクス分析），マッピング，比較・対比法，コード化とカテゴリの抽出（質的統合），マインドマップ
論文執筆	IMRAD形式との対応，学術的論証

から検索を始めることで，ある程度は機械的に該当する文献を同定できるからです．教科書や報告書などまでを検討対象に含めて，自分の研究テーマに関係しそうなものをくまなく探すのは容易なことではありません．文献の見落としが多いレビューは，あまり良いレビューとはいえません．検索結果を再現することも難しくなります．第2に，一次文献となる論文のほとんどは査読を受けています．それは，一定以上の品質が保証されているとみなせるということです．教科書や専門書，あるいは報告書は一般には査読を受けていませんので，その内容は多種多様です．著者の思い込みや誤りがあっても素通りしている可能性があります．そうした文献まで検討対象に含めると，誤った結論になる恐れがあります．

それでは本書で，なぜ論文レビューではなく文献レビューと記載しているかというと，本書に示した考え方自体は，論文を対象とするレビューに限定されたものではなく，書籍などを含めて文献一般を対象としてレビューを行うときにも十分に通用するからです．

3）好ましくない文献レビューとは

一口でいえば，系統的な方法を用いないで行われた文献レビューは好ましくないといえます．その特徴には，大きく分ければ3つのパターンがあります．

第1に，文献を羅列しただけのレビューです．いわば，文献のカタログみたいなものです．これは卒業研究などでよく見かけるパターンです．Aはこう述べている，Bはこう述べている，Cはこう述べている，と引用部分の羅列を単調に繰り返しているだけのものです．また，文献の要約だけを列記しているものも，本来の意味での文献レビューになりません．要約を列記することがいけないのではなく，「検討した文献全体として何がわかったのか」という一番重要な部分がないのが問題なのです．個々の文献だけではわからないことを見出すのが文献レビューです．海外ではこの種のものを，アノテーション（注釈付け）といい，よくない文献レビューの見本としてあげています．

第2に，検索のプロセスが不明の文献レビューです．再現性がないので，検索その

コラム

文献レビューをすることで研究者に必要な基礎的な能力が高まります

研究テーマの設定，文献検索（広い意味での情報収集），内容検討（読む），文献統合（創造性），論文執筆（学術的文章の作成：アカデミック・ライティング）など，文献レビューは，研究に必要なこれらの基礎的な能力（研究者基礎力）を高める有効な機会となります．

自分の感じた疑問に対して，その解答を求め，さまざまな情報を収集し，情報の内容をよく確かめ，すべての重要な情報を統合して一定の結論を導き出し，言語化することで第三者に適切に伝えるという技術は，研究の場だけでなく，今後の仕事の上でも役立つことでしょう．

ものが正しいプロセスを踏んでいるのか，誰にも確かめようがありません．文献データベースによる検索方法のプロセスが書かれていても，それ以外の方法で検索された情報を書き忘れがちです．

第3に，文献の内容や質をクリティカルに検討していない文献レビューです．これにはさまざまなパターンがあります．原著論文と週刊誌の記事を区別しないで引用していたり，オリジナルの研究論文の主張と，総説や解説の著者が複数の論文をもとにまとめた主張を区別しないで引用したりする場合です．あるいは，自分の主張（というよりは思い込みや先入観）が先にあり，その結論に都合のよい文献ばかりを引用している場合もあります．

卒業論文や学位論文のレベルで求められる文献レビューに関していえば，第1の問題点は，できる範囲で考慮していけばよいと思います．第2の問題点は，その都度，記録をきちんと付けていれば解決できます．第3の問題点は，検討する対象文献を，最初から原著論文を中心にするなど範囲を決めてしまえば，ある程度は解決します．

コラム

抄録の羅列では文献レビューにはなりません

通常の学術論文には全体を要約した抄録が文章の初めに掲載されています．この抄録を切り貼りすれば簡単に文献レビューができそうだと考える人がいるかもしれません．しかし，抄録を羅列しただけでは文献レビューにはなりません．その理由は2つあります．

第1に，ある研究論文に対してその著者の考える要約と，レビューする人が行う要約が通常は異なるからです．これは，その研究に対する関心や注目する点が異なるからです．したがって，必ず論文の全体を読んだうえで，自分の視点で要約を作成しなければいけません．論文の内容を要約するトレーニングは，文献レビューを行う場合に必須です．論文の抄録を転記（切り貼り）しただけだと，その抄録の内容で不明瞭な部分の詳しい説明ができません．

第2に，文献レビューの重要なプロセスは，個々の文献の内容検討をもとに，複数の文献の間での結果の類似や相違を見出し，その全体像を説明するという「統合」だからです．複数の文献の内容を統合して初めてわかることを示すのが文献レビューです．これが，論文のオリジナリティにつながります．比喩的にいうと，文献レビューは検討した個々の文献の合計以上の結果を生み出すということです．

6. 文献レビューに役立ついくつかの日常習慣

文献レビューを行うからといって急に身構える必要はありません．文献レビューは量的研究や質的研究と比べて，日常的に対応できる要素を比較的多く含んでいます．日常生活の中でアンケートを取ったり，インタビューをしたりすることはそれほど多くないことですが，文献レビューに必要な要素は以下の通りかなり日常的なものです．

1）メモをとる習慣を身に付けること

　　看護実習などで指導を受けて，小さなノートにメモを取ったことがあるでしょう．その習慣を日常生活にも取り入れてみましょう．メモを書くときには，必ず日付を入れましょう．そして，なるべく文章で書きましょう．単語の断片だけ書き残しておくと，後から読み返したときに，意味がわからない場合があります．もちろん，キーワードを書き留めておいても構いませんが，忘れないうちにキーワード検索をして文章にしておきましょう．後でやろうと思っていると，たいていはやらないままに終わってしまい，何のためのメモだったのかわからなくなってしまいます．

　　メモをとることは，思いついたことを忘れないだけでなく，最後にまとめるときの時間の節約につながります．これはと思ったことは，その場で書きとめてしまうことです．書いておいて，困ることはありません．その暇を惜しむと，後になって大きなツケとなって返ってきます．

　　また，指導教員とは毎日ディスカッションできるわけではありませんので，やり取りしたことを記録に残しておけば，思わぬ誤解も減るでしょう．メモを取ることは文献レビューのあらゆる段階で有効な手段です．

2）クリティカルに読み，書き，考えること

　　何事も無条件に信じるのではなく，正しいかどうかを確かめる気持ちを持ちながら，読み，書き，考えるということです．テレビなどで健康情報を見たときには，それがどの程度信じられるのか，もし，信じられないとしたらその理由は何なのかを，考えてみる習慣をつけてみましょう．答えを出すことが目的ではなく，無条件に信じないで多少考えてみる習慣が大事なのです．もちろんこれは本を読むときでも同じことです．また，自分で何かを書くときにも，読み手の立場になって，客観的に自分の書いたものを読んでみることです．

3）情報を記録すること

　　検索によって一度目を通した文献が，その時には何気なく通り過ぎても，後から気になったり，必要になったりすることはよくあることです．しかし，次に検索しても，その論文に行きつく可能性は保証されていません．海外のテキストでは，論文を探索する際に，あらゆるプロセスを記録に残すことを勧めているものもありますが，実際にそれほど神経質になり過ぎると返って窮屈になります．最低でも文献の書誌情報を残す習慣を付けることです．文献情報をコピー＆ペーストして自分あてにメールしてもよいですし，紙に書いても構いません．確実に情報を残す仕組みを自分の中でつくることが大事です．そうしておくことで，文献データベースやインターネット検索（web検索）で再び探し出せる可能性が高くなります．

4）図表を使って考えを整理すること

　　文献レビューを実施するにあたっては，メモやノートを取るだけでなく，積極的に

図表を活用しましょう．図表は思考を助ける非常に有効なツールです．
　例えば，研究テーマを検討する場合，内容を検討した文献の情報を整理・統合し，自由に発想を広げていくにはマインドマップ（p.38）を使うとよいでしょう．文献レビューの流れを理解するときや，文献を検索し絞り込んでいくプロセスは，フローチャート（流れ図，連鎖関係図）にしていくとわかりやすくなります．検討した文献の内容を一覧にするには，要約表（マトリクス）が効果的です．文献検索や文献の内容を統合するときにベン図（集合関係図）が有効な場合もあります．実際に，論文を執筆する際には章立てと執筆内容の構成を決めないといけません．このような場合には，ツリー図（階層構造図）が役に立ちます．

5）計画的に進めること

　文献レビューに限ったことではありませんが，締め切りがある仕事はある程度計画的に進めたほうがよいでしょう．中断すると最初からやり直すことになってしまいます．その場合に，今日はこれをやって，その次はあれをやってという進め方は効率がよくありません．論文の提出日はいつだから，執筆はいつまでに終了するという感じに，到達点を基準に考えていきます．論文を提出した自分，研究発表をしている自分をイメージしながら，その前にするべきことを未来から現在に向かって計画するとよいでしょう．

6）文献レビューのプロセスを意識してみること

　文献レビューのプロセスを日常的な行為として考えてみると，「興味・関心のあることについて，情報収集をして，その内容をよく検討して，全体として矛盾がないような説明をつけ，その結果を書き残す」ということになります．その意味では，文献レビューは比較的日常生活に密着した研究方法であり思考プロセスなのです．ただし，情報収集を系統的に行うという点がやや異なります．

7）優先順位を考えること

　卒業論文や学位論文の場合に一番肝心なことは，論文を決められた期限内に提出して，審査に合格することです．壮大な研究をやりたければ，研究の世界に進めばよいのです．卒業研究に取り組んでいる学部生であれば，他にも講義や実習，就職試験，国家試験，人によっては進学試験があるでしょう．そのような時間的制約の中で研究を実施するのですから，何をどの程度行うことが自分にとって大切なのか，優先順位を付けてから取り組むことが大事です．

ジグソーパズル2

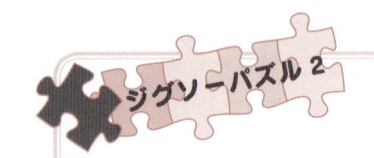

全体像を見る必要性

　ある研究が優れているということは，他の同種の研究と比較して初めて言えることです．つまり，どれだけ優れた研究であっても，その論文だけを見ている限りは1つの論文でしかないのです．これは，木を見て森を見ないことになります．ジグソーパズルのそれぞれのピースは，完成図を見ることによってその位置付けがわかります．全体像をみることで初めて1つのピースの意味を理解することができます．文献レビューというのは，木（それぞれの論文）を見て，森（論文全体）も見る作業といえます．あるいは，虫の目（部分の把握）と鳥の目（全体の把握）を併せ持つことといってもよいでしょう．さらに，中級者になると，時流に合ったテーマを感じ取る，魚の目（流れの把握）を持つことも必要です．

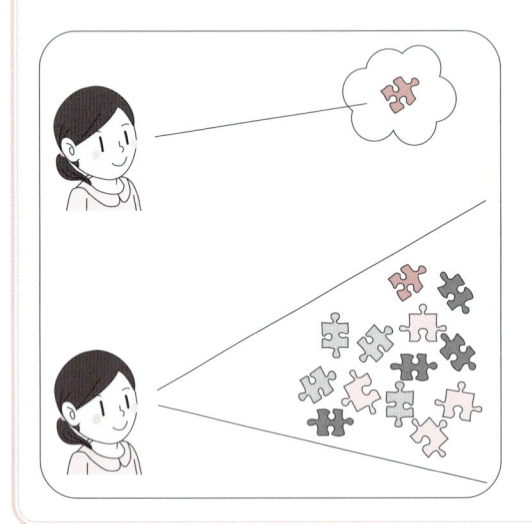

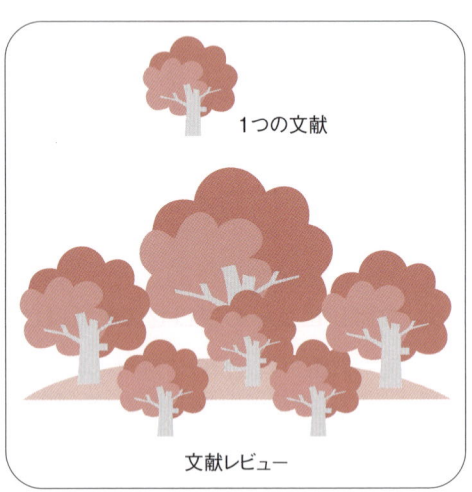

第 1 章 Step 1 課題設定
―研究テーマを決める

> **課題設定の概要**
>
> まずは日常的な興味や関心のある「トピック」を数多く書き出してみます．次にこれらを，学術的な専門用語を用いた「研究テーマ」に変換し，最終的には文献を用いてある程度の解答が出せそうな「研究疑問」という形にします．そのためには，一定の情報や知識が必要ですから，さまざまな本を読んだり，予備的な文献検索を行ったりすることが必要になります．

1. 課題設定のプロセス

1）研究につながる素朴な疑問

研究を進めるにあたっては，「研究とは…」のようなことを難しく考え過ぎる必要はありません．専門分野について興味や関心のある事柄や課題を探求して，それらを明らかにしようとする行為であればほとんどのことは研究と呼べるでしょう．初めから「実践に役立つ」とか「学問の発展に貢献する」ことを意識すると，研究が負担となります．個人であれ，その家族であれ，地域住民であれ，広い意味で人の健康や病気に関することを探求することは，すべて看護研究につながっていると考えてよいと思います．もちろん，実験室での実験や動物実験なども含めてです．

研究方法論の教科書が研究に役立つこともありますが，教科書を読んでいるだけでは，決して研究ができるようにはなりません．初めは，研究は"実行して習得するスキル（技術）"だと，ある程度割り切ってしまったほうがよいと思います．「研究とは…」のような議論は，ある程度経験を積んでからでないと実感を持って考えることができないものだからです．

コラム

研究疑問に対する「正解」を求めているわけではない

研究疑問に対して，何か「正解」が必要だと思いがちですが，それは違います．そもそも研究疑問に対する正解などないのです．仮に正解があったとすれば，その後に研究をする必要性がなくなってしまいます．文献レビューで大切なことは，文献（先行研究）の情報をもとにして，自分なりに納得がいく，そして，読み手に説明可能な"解答"を見つけ出すことです．その解答が，いくつかの文献情報をもとに，総合的に解釈されていて，論理的に導かれたものであれば，良いレビューができたということになります．

2) トピック，研究テーマ，研究疑問

　研究は，何かを知りたい，明らかにしたいという興味や関心から始まります．これをトピックと呼ぶことにします．このような日常的な興味や関心を学術的なレベルまで掘り下げることで，研究テーマに絞り込み，さらに疑問形にしたものを研究疑問（リサーチ・クエスチョン）といいます．本書では，これらの一連のプロセスを課題設定と呼びます．

　以下では，研究テーマや研究疑問の用語を必ずしも厳密に使い分けているわけではありません．

3) 研究テーマを決めるための知識量・情報量

　研究テーマの深さは，研究者の実践経験や知識の量に依存します．実践経験が豊富であれば，読書からだけでは得られない微妙な着眼点が身に付きます．しかし，単に実践経験が多いだけでは，良い研究（文献レビュー）ができるとは限りません．その理由は，①研究と実践では求められている結果が同じではない，②偏りの少ない知識が得られているとは限らない，③思い込みが先行する可能性がある，からです．

　そのため，文献レビューを実施するには，研究テーマに対して一定量の偏りのない知識を蓄える必要があります．知識がないと，研究テーマが的確に定まらないだけでなく，文献検索をはじめとして，以降の step もうまく進みません．

　研究テーマを大まかに決めたら（この段階では，「小児肥満」「児童虐待」「不妊治療」程度のレベルで構いません），まずはその分野の知識を増やしていくことが必要です．急がば回れということで，いきなり狭い範囲に的を絞るよりも，幅広い知識を蓄えたほうが役に立ちます．初めは新書などの一般書から読み始めても構いません．論文を読むのであれば，「特集号」や総説・解説を読むのがよいでしょう．

　また，効率的に知識を増やすためには，キーワードやキーセンテンスに積極的にマーカーを引きましょう．そのため，自由に書き込めない図書館の本での勉強はお勧めし

コラム

論文の読み方

　学術論文に慣れるため，興味のある論文を1～2編探して熟読してみましょう．単に字面を追うという読み方を多少変えることが大切です．考えながら，メモを取りながら（書き込みしながら）読むことです．研究目的は何か，対象者の選び方はどうか，測定方法はどうか，主な測定項目の定義はきちんとなされているか，結果に矛盾はないか，考察は結果を直接踏まえたものか，著者の思いだけが先行していないか，などに着目しながら読んでいきます．とくに量的研究の論文を読む場合には電卓が必要です．表の数値（対象者の合計とかパーセントが正しいかなど）はできるだけ検算してみましょう．論文はある程度形式が統一されていますから，その流れ（つながり）を見ていきましょう．

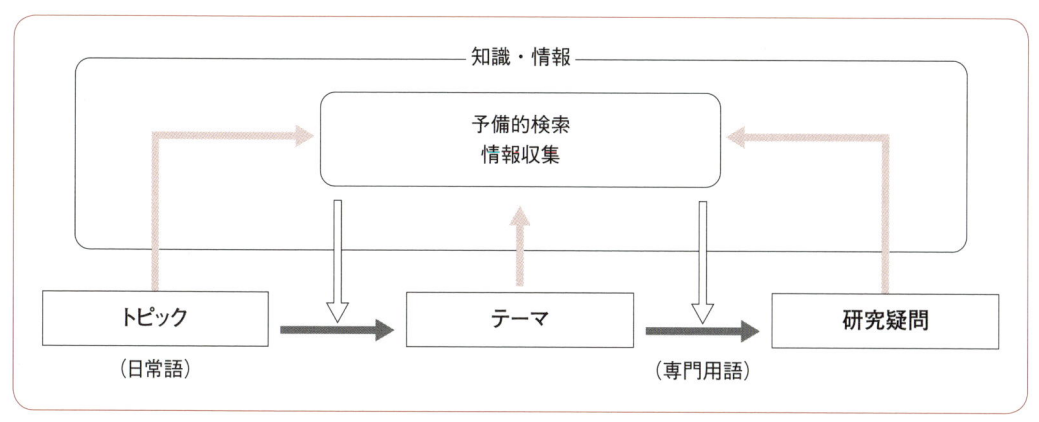

図 2-1-1　知識が増えると研究テーマが鮮明になる

ません．知識を増やす1つの方法は，疑問や関心事項を書いてみることです．本は自分で購入し，自分の本として十分に活用しましょう．

4）知識の増加（情報収集）と課題設定プロセスの循環

課題設定は，日常的な表現（日常語）を，専門的な表現（専門用語）に変換していくプロセスともいえます．このプロセスに必要な知識を得るためには，どうしても予備的な検索が必要です．これは文献データベースを用いた検索に限らず，インターネット検索でも構いません．実際には，知識の増加（情報収集），トピック，研究テーマ，研究疑問はサイクルのように循環しながら，確定されていきます（図 2-1-1）．

2. 研究テーマと研究方法

研究テーマと研究方法は強く関係しています．普通は，研究テーマが具体的な研究疑問へと絞り込まれていき，その疑問を解決するための適切な研究方法が選ばれます．

例えば，「多胎育児に伴う母親の精神的なストレス」に興味や関心を持ったとします．この場合に，何割ぐらいの母親が精神的なストレスを持っているのかを知りたいのであれば，量的な研究を選ぶことになります．育児ストレスの内容と状況を詳細に知りたい，今まで知られていない新たなストレス要因を探りたいと思えば，インタビューなどの質的な研究が向いています．それ以前に，そもそも多胎育児では母親の精神的なストレスが（単胎育児よりも）大きいのだろうかという疑問を持てば，まずは先行研究を洗い出してみること（文献レビュー）が必要となるでしょう．

必ずしも，研究テーマが研究方法より先にあると決まっているわけではありません．ある研究方法を経験してみたいという動機があれば，それに合った研究テーマを設定することもあります．卒業研究などではそれでもよいと思います．例えば，文献レビューをしたいと決めていた場合には，研究テーマを文献レビューに適した形に修正していけばよいのです．

3. 研究疑問を絞り込む方法

1) 良い研究疑問とは？

　研究疑問は，文献レビューのガイド役みたいなものといえます．なるべく早いうちに決めておきましょう．研究疑問が明確であれば，その次のstep（文献検索）は比較的順調に進んでいきます（図2-1-2）．ところが，研究疑問が不明確だと，文献レビューのプロセスは行ったり来たりしながら正しい方向に進んでいかないのです．

　最初は一般的なトピックから始めて，どのくらいの文献があるのかを確認しながら徐々に研究テーマを絞っていくとよいでしょう．例えば，いきなり「不妊治療を経験した高齢出産の人の育児感」とするのではなく，最初は「不妊治療」「高齢出産」などの一般的な内容で文献を検索し，興味のありそうなものを読むことから始めます．トピックによって文献の数は実にさまざまです．予備的な文献検索をしながら大体の文献数を感覚的に知っておくのもよいでしょう．

　それでは，どのような研究疑問がよいのでしょうか．脳のトレーニングであれば，解答がない疑問を設定して試行錯誤することも大切です．しかし，研究は限られた時間で結果を出さなければなりません．つまり，文献を使って解答に辿りつきやすい疑問がよいのです．そのためには，曖昧さがなく，定義が明確で，広すぎない研究疑問がよいでしょう．

　具体的な例で考えてみましょう．「なぜ，児童虐待が起きるのか？」といった壮大で複雑なテーマは文献レビューには向いていません．こうしたテーマには，多くの議論や研究成果があり，系統的な方法でレビューできないので，限られた時間内に説得力のある解答を導くことは難しくなります（しかし，このような壮大で複雑なテーマで文献レビューを始めてしまう人は意外に多いのです）．一方，「10代の妊娠は児童虐待の危険因子となるか？」とすると，系統的な方法によって，一定の解答が得られる可能性が高くなると思いませんか．つまり，児童虐待の一側面に注目して焦点を絞るわけです．焦点を絞ることでテーマが小さくなり，これで大丈夫なのかと心配になるかもしれません．しかし，安心してください．研究というのは，もともとが小さな事実の積み重ねです．

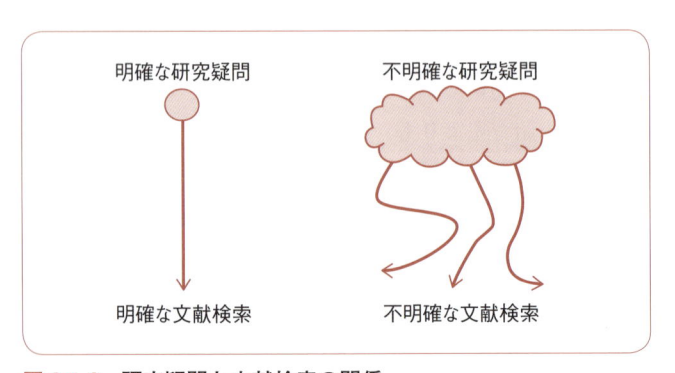

図2-1-2　研究疑問と文献検索の関係

2) 研究疑問の変化と深化

　　知識の増加（情報収集），トピック，研究テーマ，研究疑問の循環の中で，最初の研究疑問よりも興味深い内容に出会えば，一度決めた研究疑問を修正しても構いません．また，解答を導くのに十分な情報を得られそうにない，あるいはレビューすべき文献が多すぎると判断したのであれば，研究疑問を変えてみる必要があります．実際の文献レビューでは，文献を詳しく読んでいく過程で，研究疑問が徐々に変化し，深化していくのが普通です．むしろ1回で理想的な研究疑問が定まることのほうが珍しいと思っておきましょう．ただし，どのような場合でも，研究疑問は明確にしておかなければなりません．

3) 発散と収束

　　研究疑問を絞り込む際に有効な方法の1つは，発散（広げる）してから収束（狭める）することです．こうした考え方はいろいろな場面で役立ちます．最初は，興味や関心のあるトピックを，自由に数多く頭の中から言葉として出していき，書き留めたり，図示したりします．次に，それらを客観的に，そして論理的にまとめ上げていきます．このような繰り返しによって，やや漠然としたトピックを徐々に研究テーマにし，最終的には明確な研究疑問に絞り込みます（図 2-1-3）．

(1) 発散…研究に関する広い意味でのトピックを探していく

　　明確な研究疑問を持つことが大事だといっても，いきなり降って湧いてくるものではありません．研究疑問を決める前段階として大切なことは，興味や関心のあることをなるべく多く思い浮かべて書き出してみるということです．まずは質より量を重視し，あまり狭い範囲にテーマを絞らないほうがよいでしょう．

①日常の実践活動から湧き上った疑問を考えてみましょう

　　学生であれば，実習などでふと感じたことや疑問に思ったことでよいと思います．

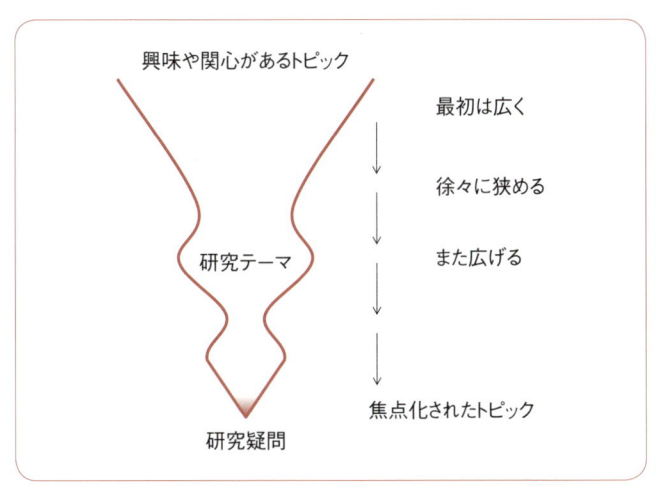

図 2-1-3　興味や関心があるトピックを研究疑問に絞り込んでいく

より詳しく探求してみようと思う出来事です．

②興味や関心のある領域の書籍を幅広く読んでみましょう

　考えとアイデアを深めるために，興味や関心のある領域に関わる書籍を幅広く読んでみます．これは非常に大切なことです．学術雑誌（とくに商業誌）では，毎月あるいは定期的にあるテーマに関する特集号が発行されています．また，教科書の目次や見出しを参考にすることも可能です．あるいは，文献データベースを使う練習も兼ねて，予備的に文献検索をしてみましょう（この段階では，思いつくキーワードを入れる程度の検索で構いません．やや広めに文献検索をして，そのタイトルと抄録を流し読みすることでヒントが得られることもあります）．もちろん，インターネットを使って検索するのもよいでしょう．

③誰かに話しましょう

　興味や関心のあるトピックについて，誰かに話してみることです．相手は指導教員でも，知識レベルや立場が似ているという意味では同級生でもよいと思います．あるいは，興味や関心のあるトピックについて実践している人を紹介してもらうのもよいでしょう．

④マインドマップの作成やフリーライティングをしてみましょう

　日本では，あまり聞きなれない言葉だと思うので少し説明します．

　マインドマップは，イギリスのTony Buzanが提唱した思考ツールの1つで，欧米では幅広く普及しています．これは，頭の中で起こっていることを，目に見えるように図にしたものです（図2-1-4）．まず，一番中心となるキーワードを中央に置き，そこから放射状に枝を広げ思い浮かぶ単語を書いていきます．あとは思いつくままに，

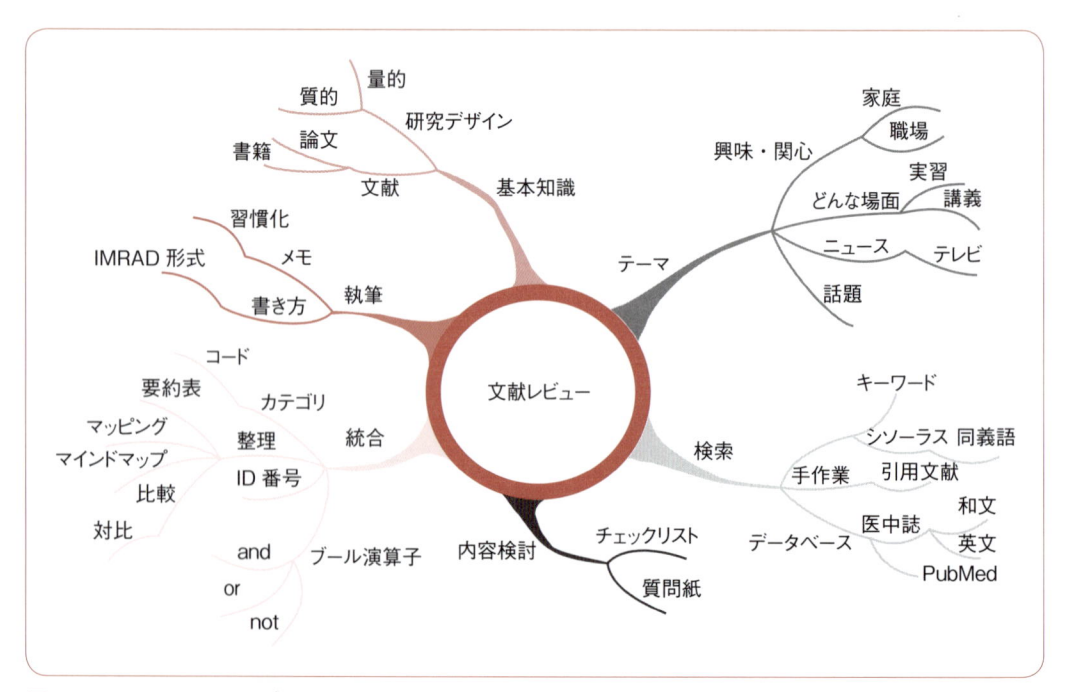

図2-1-4　マインドマップの例

次々と枝を広げ単語を書くことを繰り返していきます．あくまでも思考ツールですから，細かいことを気にしないで，思いのままに書いていくことが大切です．

フリーライティングも，頭の中を整理するときに用いる方法です．時間を決めて，とにかく，興味や関心あるトピックについて書き続けていきます．途中で読み返したり，文法的な間違いなどをあまり気にしたりする必要はありませんので，関心あるテーマをできるだけ多く書き上げていきましょう．

⑤ブレーンストーミングをしよう

ブレーンストーミングは，小グループによるにアイデア発想法の1つです．参加メンバーが自由にアイデアを出し合い，お互いの発想を利用して，アイデア同士を関係づけたり，新たに連想を行ったりすることによって，さらに多数のアイデアを生み出そうという発想法です．また，1人だけで行う1人ブレーンストーミングという方法もあります．

(2) 収束…研究疑問を特定する

興味や関心のあるトピックが探せたら，関係する情報を多く蓄えていく必要があります．一定量の知識や情報がないと，研究疑問も明確にしにくいからです．知識を蓄えることで，興味や関心のあるトピックについて，いまだに取り組まれていない疑問や，研究が進んでいない領域，研究による結果が一致しない問題，未知の視点など，研究疑問が次第に絞り込まれていきます．

①研究疑問は質問形式で書きましょう

研究疑問はリサーチ・クエスチョンの訳です．あえて研究疑問と呼んでいる意味を考えてみましょう．人の脳は，疑問に対してはその解答を探し求めようとします．そのため，研究疑問は疑問文（質問形式）で書いておくとわかりやすいのです．例えば，「児童虐待の発生頻度に影響を与えている要因（に関する研究）」を疑問文にすると「児童虐待の発生頻度に影響する要因は何だろう？」となります．

研究疑問を疑問文のままで残しておけば，その解答が気になり，一定の解答が得られるまでは絶えず頭の中に残り，研究疑問が意識の中に定着していきます．そして，文献レビューのどのプロセスにおいても解答を追求しようとします．こうすることで，その後の作業が脇道にそれにくくなります．

コラム

制限をつけてテーマを絞り込んでみましょう

研究対象があまりに広すぎると思う場合には，人口統計学的な制限をつけて絞り込むのも有効な手段の1つです．人口統計学的な変数というのは，例えば，性別，年齢，社会経済的地位（収入，職業，学歴），居住地，人種などのことです．小児肥満を扱うのであれば，対象年齢を限定して，乳幼児期や学童期に制限するわけです．こうした人口統計学的な変数は，テーマを絞り込むときだけでなく，積極的に興味や関心の要素として使うこともできます．ただし，あまり制限をつけすぎると返ってテーマを狭めすぎてしまうので注意しましょう．

②最初から答えを予想させる研究疑問は避けましょう

　意外と多いのが，最初から自分なりの解答（仮説ではなく結論）があって，それに都合のよい結果を導いてしまうことです．研究では，思い込み・思い違い・思い過ぎは厳禁です．研究疑問はできるだけ中立的な表現をしましょう．

　例えば，「近所付き合いが強い地域の高齢者は主観的な健康感が高い」という記事を読んで，興味を持ったとします．その場合に，「なぜ，高いのか？」とすると，この記事を前提にしたことになります．この場合には「本当に，関係があるのか？」とすることで中立な研究疑問となります．これは一見して自明のように思える研究疑問に関してもいえます．「児童虐待を減少させるためにはどうしたらよいか？」という研究疑問には，児童虐待が「増加している（あるいは減少はしていない）」という前提があります．そうすると，「児童虐待は減少傾向にある」とする報告を見逃したり，最初から受け入れなかったりする可能性があります．この場合は，「児童虐待の年次推移はどうなっているのだろうか？」としたほうが中立的な表現になります．

4. 良い研究疑問を設定するためのヒント

　Helen Aveyard（2010）は，良い研究疑問を設定するためのヒントを6つ挙げています．それをもとに解説していきましょう．

1）興味や関心，強い研究動機のあるテーマを選ぶこと

　時間をかけて行う研究ですから，興味や関心のないテーマはできるだけ避けたほうがよいでしょう．興味や関心は，いわば研究をするための必要条件です．

2）研究疑問は適度に焦点を絞ること

　研究疑問は，限られた時間内，予算内にできるものにしないといけません．文献の数が明らかに多量になりそうなテーマは考え物です．文献の数を増やしたり減らしたりすることが比較的簡単なテーマを選びましょう．最初のうちはどうしても，テーマが広くなりやすいので注意が必要です．むしろ，レビューする文献の数よりも内容を深めるべきです．しかし，テーマを狭め過ぎると，該当する文献が見つからず，レビューそのものができません．

3）研究疑問は明確で，曖昧さの残らないものにすること

　用語の定義をきちんとすることが大切です．例えば，「赤ちゃん」ではなく，「乳児」としたほうが，対象が明確になります．

　研究疑問の中では仮の用語にしておいても，文献を選択するために定義を明確にしていくことも必要です．例えば，研究疑問では「男性介護者」としていても，実際には「要介護・要支援認定を受けた介護保険の第1号被保険者を介護する夫ないし息子」としておけば，少なくとも子どもを介護する父親は含めていないことがわかります．

定義を明確にしておかないと，興味深そうな文献を見つけ出すたびにそちらに目移りし，わき道にそれていく可能性が出てきます．

4) 研究疑問は決められた時間内で解答可能で現実的なものにすること

学生の場合はとくに，締め切りまでに体裁の整ったレビューを完成させることを強く意識しましょう．いくら内容が豊富でもまとまりのない論文では，多少内容不足でもきちんとまとめ上げた論文よりも評価は低いものです．

5) 重要な1つ（多くても2つ）の疑問に絞ること

最初のうちは1つの文献レビューを完成させるだけでも手間がかかります．いくら明確な研究疑問を設定しても，複数の疑問に答えようとすれば最終的にはどれも中途半端になってしまいます．まずは，1つの研究疑問に対してきっちりと解答しましょう．

6) 文献を用いて解答できること

文献（一次文献）を用いて，一定の解答が得られそうな研究テーマを選びましょう．文献レビューの解答とは，正解や唯一の結論ではなく，レビューする人が導いた論理的で説得力のある主張のことです（p.33のコラム）．一次文献を入手しにくいテーマや，文献をもとにしても解答が定まりにくいテーマは文献レビューには向いていません．

例えば，「フローレンス・ナイチンゲールの健康観はどのようなものであったか？」をテーマにすると，一次文献の入手は非常に困難になるでしょう．彼女自身が，直接健康観について語っている文献が必要になるからです．大抵の場合は，歴史家が記した文章（つまり二次文献）を引用してまとめ上げることになります．この場合には，「フローレンス・ナイチンゲールの健康観について，どのようなことが調べられているのか？」にすれば，まだ文献の入手が可能になるでしょう．

5. 課題設定を有効にするために

1) 研究疑問の設定プロセスの記録

①なぜこの研究疑問が自分にとって重要なのか
②研究疑問に関するさまざまな背景情報（実践，政策，理論）は何か
③なぜ他の研究方法でなく，文献レビューを選んだのか
④予備的な検索などを通じて，どのように研究疑問を洗練したのか
　を文章にしてまとめておきましょう．

研究テーマが決まってから実際に論文を執筆するのは数カ月後になります．これでは研究テーマを決めた時のことを思い出すのは難しく，大事なポイントや着眼点が抜け落ちる可能性が大きくなります．

2）いつでも頭の中に研究疑問を…

　悩み事というのは，常にそのことばかりを考えているから悩み事なのです．逆にいえば，研究疑問を常に考える状況を意識的につくり出せば，文献レビューは進んでいきます．ありふれた方法ですが，一番効果的なのは，研究疑問を紙に書いて部屋に貼ることです．あるいは，手帳に書き込んでおいても，パソコンのデスクトップに置いても構いません．要するに絶えず研究疑問が目に触れる工夫をしておけば，無意識のうちにそのことを考えるようになります．そうしておかないと，実習や講義など，より優先順位の高いことや，日々の雑事に紛れてすぐに時間は過ぎてしまいます．また，何をレビューしていたのかも忘れてしまいます．

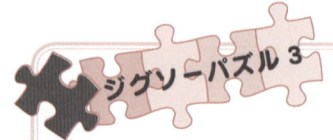

ジグソーパズル 3

研究疑問の絞り込みとジグソーパズル

　文献レビューは，たくさんのジグソーパズルのピースを混ぜ合わせて 1 つにまとめた袋の中からピースを取り出して，1 つのパズル（絵柄）を作成する作業というのが，より現実に近いイメージです．絵柄を探すには，例えば，風景→山→富士山と徐々に狭めていくことができます．これが，関心ある領域を研究テーマや研究疑問にまで絞っていくプロセスです．そこからさらに，太平洋側から写した富士山→晴れた日の朝に太平洋側から写した富士山→晴れた夏の日の朝に太平洋側から写した富士山にまで限定してしまうと，なかなか該当する絵柄を探し出すのが難しくなります．研究疑問は広すぎても狭すぎても，適当な絵柄を探し出すのが難しくなります．

第2章 Step 2 文献検索
─文献を検索・入手・管理する

> **文献検索の概要**
>
> 研究テーマが設定され，研究疑問がまとまったら，文献検索に移ります．このstepでは，まず文献データベースを用いて，レビューする候補となる文献をリストアップしていきます．この時点で，あまりにも文献数が多すぎたり，少なすぎたりする場合には，研究疑問を修正する必要があるかもしれません．あらかじめ決めた選択基準に合わせて，文献のタイトルと（入手可能であれば）抄録を参考にしながら必要そうな文献を選びます．これらの文献を入手し，その内容をざっと見て，必要か否か，レビューの対象にするかどうかを判断します．
>
> 文献データベースを中心とした検索が終了したら，入手した文献に載っている引用文献のリストや研究疑問に関係が深い専門雑誌や著者などの情報をもとに，さらに文献検索を進めます（雪だるま式検索）．そして，文献を利用可能な状態で管理するところまでが文献検索のstepです（図2-2-1）．文献検索で大事なことは文献データベースや文献管理ソフトの使い方に慣れることよりも，系統的な文献検索に対する考え方や戦略を身に付けることです．

1. 探索的な文献検索と系統的な文献検索

検索とは，多数のデータの中から目的とするデータを探し出すことです．文献1つひとつをデータと考えれば，多数の文献データの中から必要な文献データを探し出すのが文献検索です．文献検索には，探索的な文献検索と系統的な文献検索という本質的に異なる2種類があることをまず知っておきましょう．

探索的な検索は，予備的な検索・見つけ出し的な検索のことです．この検索の主たる目的は，自分に必要となる情報をとりあえず手に入れることです．手に入れた情報に満足すれば，多くの場合，検索は終了します．GoogleやYahoo！などの検索ツールを使ったインターネット検索がこれに該当します．文献レビューをする際に，関心ある領域やテーマを広く探し出す検索や，研究疑問を絞り込むために行う検索も多くは探索的なものです．

一方，系統的な検索は，徹底的で網羅的な検索です．系統的に検索するというのは，論理的に一貫した手順や方法論をある程度確立させて検索することです．実際には，研究疑問に答えるにはどのようなタイプの文献を探し出せばよいのかを同定し，研究疑問に対する検索語（キーワード）を論理的に，しかも検索に関係させて発展させ，文献を選択する基準（選択基準）を考慮しながら，関係する文献をデータベースなどで検索します．行き当たりばったりでやるのではなく，探索のプロセスをある程度明確にしておかないといけません．そして，自分の好みに関わらず，関係する情報は可

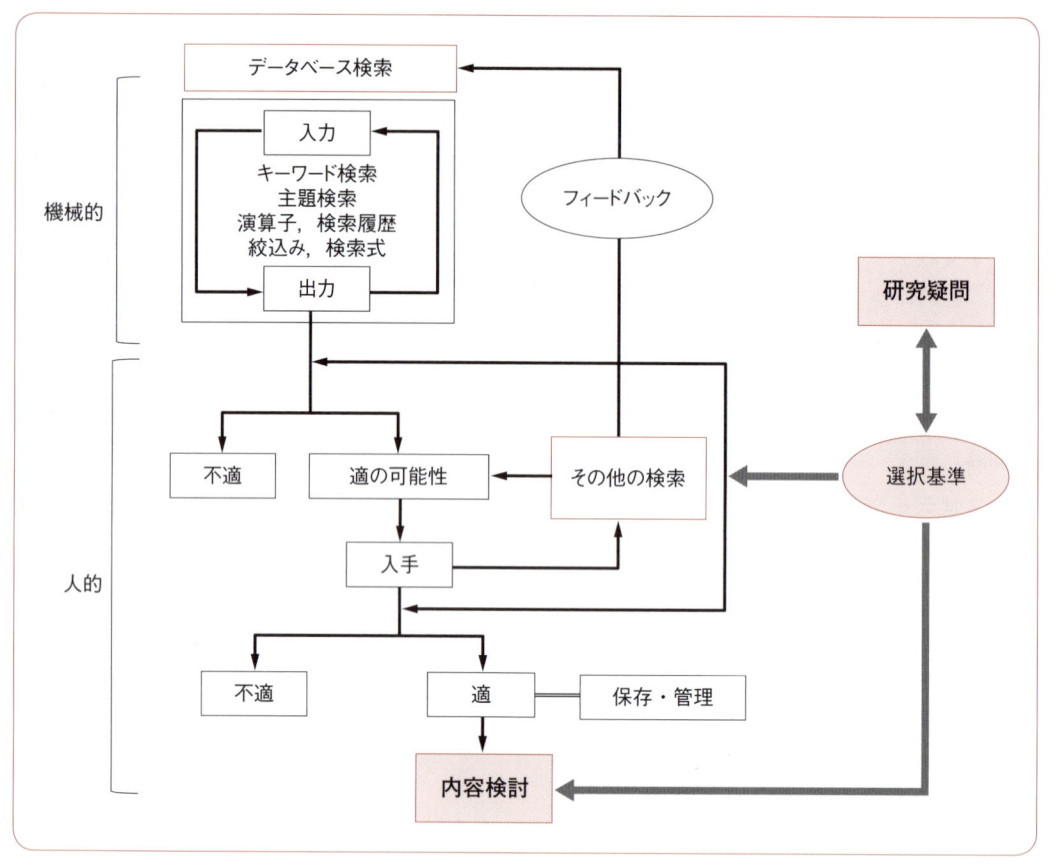

図 2-2-1 文献検索の手順（同時並行的，相互補完的）

参考

書誌データベースと検索システム

　ある学術分野の多数の論文や資料の情報をまとめたものを書誌といいます．文献目録，図書目録，文献リストといっても同じです．書誌の提供方法は時代とともに大きく変化してきました．もともと雑誌形式（冊子体）だったものが，パソコンの普及とともに CD-ROM などで提供されるようになりました．そして，現在ではその多くはインターネット上のデータベースとなっています．データベース化することで，大量の情報を素早く，しかも一定の選択基準で検索することが可能になってきました．

　書誌データベースはそのままでは単なる冊子体の名簿と変わりありません．そこで，書誌データベースを用いた文献検索を可能にするアプリケーションソフト（検索システム）が必要になります．本来，書誌データベースと検索システムは別のものですが，多くの場合，両者を含んだパッケージとしてインターネットの文献検索サービス（例えば，医中誌 Web や JDream）として提供されています．

能な限り入手します．文献レビューで必要な検索は系統的な検索です．つまり，系統的な文献検索も含めて，全体として系統立てて文献レビューをするから，系統的な文献レビューというのです．

　日常的に行う検索は，大半が探索的なものです．多くの人がこの種の探索的な検索には非常に慣れていると思います．実は，文献レビューでは逆にこの"慣れ"が大きな問題となります．「ググる（Googleなどで検索する）」感覚でインターネットの文献検索サービス（例えば，医中誌Web）にキーワードを2，3個入れて，出てきた文献だけを確認するといった文献検索をしてしまいがちだからです．

2. 文献の選択基準

1）選択基準とは

　目的なしに文献検索を行うと，不要な論文まで多く検索してしまうので，文献検索を行う前に，文献の選択基準を決めます．これには，検索対象に包める基準（包含（ほうがん）基準）だけでなく，除外する基準（除外基準）があります．選択基準を明らかにしておくと，レビューに含める文献が同定しやすくなります．研究疑問を頭の中で漠然と考えているだけでなく，言語化しておけば，何を基準に文献を選別したらよいかがわかります．文献の選択基準は，レビューの対象となる文献の範囲，さらには文献と研究疑問の関連を教えてくれる重要な情報にもなります．

　また，文献レビュー全体の内容が，十分に合理的で客観的なものであるか，場合によっては一般化できる知見が得られたのかどうかは，選択基準をもとに判断されます．したがって，選択基準が明確でないと，得られた研究成果に対して正しい判断が下せません．例えば，選択基準を「調査対象を日本人に限定する」としておけば，得られた結果を日本人以外に無条件に一般化することは慎重に行うべきであることがわかります．

2）適切な選択基準の例

　表2-2-1に選択基準の例を示します．

　選択基準によって積極的に取り入れるものや除くものは定義できても，明確に区別しきれない文献もあります．分類しにくい文献を検討対象に含めるか否かは，最終的には主観に頼るしかありません．しかし，基準を設けた上で最終的に主観的な部分を残すのと，最初から主観的に文献を選別するのではまったく意味が異なります．

3）選択基準をつくる理由

　選択基準をつくる理由は，①文献レビューにおける検討事項の明確な情報を提供できる，②焦点を当てた文献検索ができる，③実施した文献レビューの限界を明らかにできる，からです．

　選択基準を決めたら，なぜこのような選択基準にしたかを述べないといけません．

表 2-2-1　選択基準の例

包める基準（包含基準）	言語は日本語に限る 出版された文献に限る 発行年が 2000 年以降に限定する 単純性肥満に限る
除く基準（除外基準）	日本語以外の文献は除く 会議録は除く 非公開研究は除く 発行年が 1980 年以前は除く 症候性肥満は除く

例えば，「まず日本での現状を把握する必要がある」ので，「言語は日本語に限定する」と選択する基準を決めたと説明できます．この場合，日本の現状に関して英語で書かれた論文は，検索条件から漏れることになります．この点については，今回の文献レビューの限界として執筆した論文の考察の部分で述べることになります．

4）研究疑問と選択基準

研究疑問と選択基準は決して固定されたものではなく，相互補完的なものです．文献検索が進み，研究テーマに関する知識や文献の数量的な情報（該当しそうな文献がどのくらいありそうか）が増えていくと，研究疑問や選択基準を修正する必要が出てくる場合があります．例えば，ある選択基準では該当する文献が多くなり過ぎたり，少なくなり過ぎたりした場合には，基準を狭めたり，広げたりすることになります．場合によっては，研究疑問そのものを見直して対応することも可能です．

注意！

文献の種類による絞り込みはしない

文献レビューでは，「情報収集は広めに，検討する文献は限定して」というのが基本的な方針です．最初から，総説・解説・会議録（学会抄録）などを除き，無条件に原著に限定して検索を行う人がいます．

レビューに含める文献の種類について，とくに決まりがあるわけではありません．しかし，研究疑問に関係する総説・解説は非常に重要な情報源ですし，会議録には研究疑問に関わる重要な情報（例えば，著者情報や掲載誌情報，最新の動向）が含まれている可能性があります．したがって，機械的に「総説・解説・会議録は除く」とするよりも，まずはこれらを含めて収集するほうが系統的なレビューにつながると言えます．

ただし，総説・解説を一次文献である原著論文などと同列に扱うことには問題があります．実際には，原著論文のレビューとは別に項目立てをし，総説・解説などのレビューの結果を示し，原著から得られた結果と比較してもよいと思います．

また，査読を受けていない会議録を内容検討の対象に含めることはできない点に注意が必要です．直接レビューの対象とする文献と，レビューをする際に有益な情報を与えてくれそうな文献を分けて考えればよいわけです．

3. 文献検索の方法

データベースを使った文献検索には，キーワード検索と主題検索という2種類の方法があります．主題検索はなじみのない方法かもしれません．ただし，検索システムによっては両者の区別がつきにくいので，考え方を知っておきましょう．

1）キーワード検索

キーワード検索は，日頃皆さんが行っている検索に近いと考えてもよいでしょう．適当に思いつくキーワード（またはキーフレーズ）を，1つまたは複数（2, 3個ぐらい）入れて該当する文献を探す方法です．これらを一般には検索語といいます．とくに指定しなければ，キーワードのすべてを含む結果が出てきます（後述するANDの検索式になります）．キーワード検索は簡便に（安易に）結果を出すことができ，その限界さえわかっていれば有力な文献検索の手段です．

データベース上で文献情報はテキスト形式になっていて，意味内容的なものは含まない単純な文字列と考えてください．その意味では，検索語としては，単語を使ったほうがよいでしょう．一方，日常行う多くのインターネット検索では，文字列の意味内容まで考えており，文章に近い内容を入力しても検索をしてくれます．基本的に，日本語のデータベースの場合には単純な文字列検索になるので，「小児」と入力すれば「小児期」も出力しますが，その逆は無理です．これを利用して，出力する文献の数を加減することが可能です．

まず，研究疑問を表すキーワードをできるだけ多く思い浮かべて書き出してみましょう．その際に，用語の定義の微妙な差を気にしていると検索しにくくなります．場合によっては，現在ではあまり用いられていないキーワードがあるかもしれません．例えば，古い文献では「認知症」を「痴呆（症）」としているでしょう．さらには「老人ぼけ」としても，該当する文献が検出されます．的確にキーワードを抑えるには，その社会背景などに関する知識が必要な場合もあります．あるキーワードの同義語を探すことも大切です．また，専門分野によって呼び方が異なることも珍しくありません．なお，キーワードは，特定の用語だけではなく，著者名や著者の所属機関などでも構いません．

また，ある文献（データ）内で文字列が検索される範囲は，文献情報全体（全文）のこともあれば，タイトルや抄録などに限定することも可能です．これは検索サービスごとに異なります．

（1）キーワード検索の注意点

同じ研究疑問を持って文献検索を行っても，良い結果を出す人と，そうでない人がいます．検索技術を向上させるには，背景知識を増やしてキーワード（専門用語に限定されません）の候補を増やすことと，数多くのキーワードで試行錯誤して検索することに尽きます．

まず，キーワード検索では，いかに適切なキーワードを選べるかが結果に大きく影

響します．書籍やインターネット上の情報，探索的な文献検索を繰り返して，類似のテーマに多数触れることでキーワードに対する感覚が身についていき，また，次々と新たなキーワードに出会えます．最新の知見は，キーワードが安定（定着）しにくいので注意が必要です．これは，後述のシソーラス用語に関しても同じことです．

次に，数多くのキーワードで試行錯誤しながら「実験的に」検索してみることです．類似のテーマに対してもさまざまな表現が用いられています．例えば，「小学生」のことを「学童」「児童」「未成年」と表現する人もいますので，「小学生」だけで検索していても，目的の文献を探し出すことができない場合があります．

文献レビューの論文では，「方法」の部分で検索方法の説明をします．しかし，多くの論文にみられるように，単純なキーワード検索を一通り実行しただけで検索が終わるということは，実際にはありえないと思ってください．

(2) 2つのキーワードの組み合わせ

1つのキーワードだけでは適切な文献を選択することが困難な場合，複数のキーワードを組み合わせます．具体的には AND（かつ），OR（または），NOT（でない）の3つの記号（論理演算子，または発見者の名にちなんでブール演算子といいます）を使って，文献情報を広げたり絞り込んだりします（ブール検索，図 2-2-2）．ただし，機械的に文献を絞り込みすぎると重要な文献を見落とす可能性が高くなります．

例えば，「小児の肥満」というテーマの場合には2つのキーワードを共通に含んだ文献がよいので，「小児」AND「肥満」にすれば必要な文献に近くなります．また，「小児」OR「児童」とすれば，同じような意味内容を持つ2つのキーワードのどちらかの単語を含んだ文献が抽出されます．NOT はやや使いにくい演算子です．「肥満」NOT「症候性肥満」とすれば症候性肥満を含まない（多くは単純性肥満に関する）文献だけを検索対象にすることができます．しかし，「症候性肥満」の集団と「単純性肥満」の集団の特徴を比較した研究の文献なども検索対象から除かれてしまいます．つまり，NOT という演算子を不用意に用いると，重要な文献を除外する可能性が高

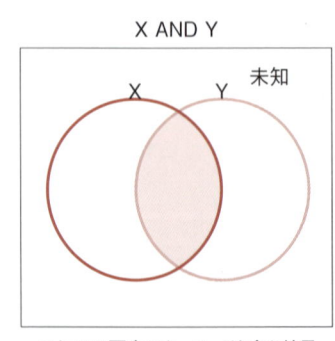

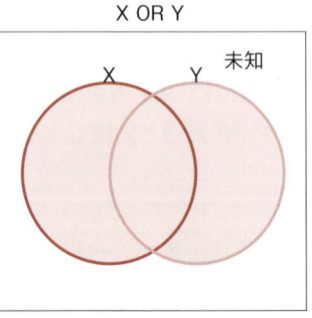

X AND Y	X OR Y	X NOT Y
XとYの両方のキーワードを含む結果 対象範囲を狭めるときに有効	XとYのどちらかのキーワードを含む結果 対象範囲を広げるときに有効	XのうちキーワードYを含まない結果 対象範囲を狭めるときに有効

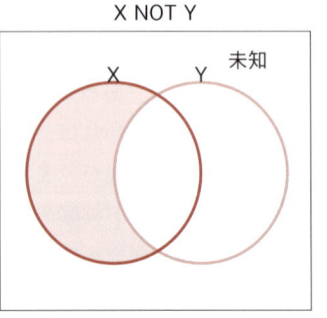

図 2-2-2　ブール演算子の機能

いので，使い方に習熟していない人は用いないほうが無難です．
(3) 履歴検索（検索履歴の活用）

　　キーワード検索の履歴は，実行した検索の順に残っていきます（多くの検索サービスでは，画面上に検索履歴が残ります）．検索履歴を活用することで，より複雑な絞り込みが実行できます．例えば，(X OR Y) AND (Z OR W) という検索をしたい場合，1 度に実行せずに，まずは段階を追って実行しましょう．「X OR Y」と「Z OR W」を別々に実行し，この結果を AND で指定すれば，求められます．慣れないうちは，複雑な検索を検索式（検索システムの定める文法に従って検索条件を表した式）だけで実行すると，間違える可能性が高いので避けるべきです．

(4) 絞り込み検索

　　キーワード検索でヒットする文献数があまりにも多い場合には，絞り込み検索をします．該当する文献を絞り込む条件として，研究デザイン，専門分野，発行年，論文の種類などがあります．普通は検索サービスの画面上で該当する条件にチェックを入れます．該当する条件が見つからない場合は，検索式そのものを編集することや検索履歴の活用をしてみましょう．

(5) オートマッピング機能

　　最近の検索システムには，検索漏れを防ぐため，オートマッピングと呼ばれる拡張検索機能が装備されたものもあります．これは，キーワードを入れると，それと関連のある適切なキーワードへ自動的に案内する機能です．例えば，「ネグレクト」と入力するだけで，関連用語である「児童虐待」まで検索します．便利な機能ですが，関連するすべての用語を網羅している保証はありません．また，あくまでも自動処理であり，検索する者が主体的に行うものではありませんので，機能の細部を自由に修正できないという欠点もあります．

2) 主題検索とシソーラス

　　主題検索では，シソーラス（thesaurus）に含まれるシソーラス用語をもとに検索を進めます．シソーラスは聞きなれない言葉かも知れませんが，文献検索をする上で非常に重要な考え方です．シソーラスは日本語では分類語彙辞典と呼ばれます．それぞれの文献の主題となる概念を体系化した辞典，あるいは索引のことです．そこに含まれる，それぞれの単語がシソーラス用語です．あるシソーラス用語と同義である用語は何であるか（同義関係），そのシソーラス用語の上位の概念や下位の概念を表す用語が何であるか（階層関係），を専門家があらかじめ体系的に関連づけた辞典です．例えば，「消化器がん」であれば，同義語として「消化器腫瘍」があり，上位概念に「腫瘍」，下位概念に「大腸腫瘍」が入ります．

　　検索する内容（つまりは研究疑問）の概念的な構成を考えて，その概念にふさわしいシソーラス用語を探し出します．そして，最も適切と考えたシソーラス用語を選び，その上位概念（上位語）や下位概念（下位語）や周辺のシソーラス用語なども確認します．ただし，同義関係などが必ずしもすべて網羅されているわけではないので，同義関係や階層関係を丹念にたどる作業が必要です．

こうした，分類語彙辞典があらかじめデータベースとして用意されています．そして，それぞれの文献には文献情報として，適切なシソーラス用語があらかじめいくつか付与されています．例えば，医中誌 Web で「多胎児の成長発達の特徴と育児支援」（大木・彦，2012）という論文の「詳細表示」をみると，シソーラス用語として「育児」「小児の発達」「成長」「多胎児」「社会的支援」「成長曲線」が付与されていることがわかります（表示内容をデフォルトの「タイトル表示」から「詳細表示」に切り替えるだけです）．

主題検索を用いれば，検索する者自身の考えで検索を進めていけますので，キーワード検索だけでは見落とされる文献も探し出すことが可能になります．とくに，適切なキーワードを思いつかない場合には効果的です．あまりにもありふれた研究疑問や，逆に内容が特殊な研究疑問では，なかなか良いキーワードを思いつかないことがあります．また，主題検索の結果も検索履歴として残りますから，検索式の修正や，シソーラス用語を組み合わせた検索（ブール検索）もできます．

3）キーワード検索と主題検索の併用

実際に検索するときには，意識してキーワード検索と主題検索を区別することはほとんどないと思います．もともと，キーワードとシソーラス用語は鶏と卵のような関係です．しかし，考え方の上ではかなりの違いがあります．キーワード検索がある意味，検索する者の直感的な（思いつき的な要素が強い）検索である一方，主題検索は語彙分類体系をもとにしており，ある程度論理立てて検索できます．その結果，検索のぶれが少なくなります．

ジグソーパズルの例でいえば，キーワード検索は単に色や形状が似ているピース（点）を探しているにすぎません．一方，主題検索では，例えば，風景に関するもの

コラム

適切なキーワードを見つけ出すコツ

適切なキーワードを見つけるために以下を試してみるとよいでしょう．

1）興味や関心のあるトピックに関する情報を，書籍やインターネットで多く収集しましょう．専門用語だけではなく，日常語が役に立つ場合もあります．

2）キーワード検索を行うプロセスで，新たなキーワードを確認しましょう．例えば，「三つ子」というキーワードで検索を行えば，自動マッピング機能付きの文献検索サービスの場合，「品胎」を含む文献もヒットします．このようにして，産科では三つ子のことを品胎という同義語で呼ぶことを新たに知ることができます．

3）シソーラスを利用して，同義関係，階層関係を広く確認しましょう．例えば，「多胎」について検索する場合に，これと同義に当たるのは「複産」です．これを下位語にブレークダウンすると，例えば「ふたご」「みつご」などになります．この場合，「ふたご」の同義語が「双生児」あるいは「双胎」になります．「三つ子」の同義語は「品胎」になります．逆に，「ふたご」について検索する場合に，これを含む上位語として「多胎」や「複産」を使います．

であるとか，パズルのテーマ（面）をもとにピースを集めることに相当します．

　専門用語をキーワードに指定することは比較的簡単です．実際には，一見単純な単語のほうが結果を大きく左右します．例えば，看護系で使われることが多い，「思い」のような単語を「患者心理」「語り」「信念」などのシソーラス用語に区別できていないと，無駄に多くの文献を検索する結果になります．逆に，キーワードが的確に主題を表していないと，多くの文献を見落とすことになります．したがって，文献データベース検索では，キーワード検索だけで終わらせるのではなく，必ず主題検索も併用（むしろ優先）すべきだということになります．

4. 検索結果のとらえ方

1）ノイズと見落とし

　文献検索の結果には，必要でない文献も含まれています．逆に，本当は必要だった文献が検索結果から漏れている可能性もあります．つまり，検索結果に表れる文献の有無と必要な文献の有無は，表 2-2-2 のように 4 通りのパターンがあります．検索結果に表れた不要な文献のことを「ノイズ」（雑音という意味）といい，必要な文献なのに検索結果に含まれないものを「見落とし（検索漏れ）」といいます．

　この関係は，健康診断におけるスクリーニング検査の偽陽性と偽陰性の関係と似て

表 2-2-2　文献検索の結果と必要な文献の有無

		必要な文献か？		
		必要	必要でない	文献数（合計）
文献検索の結果	検索された	正しい結果	ノイズ	明らか
	検索されない	見落とし	正しい結果	膨大な数
	文献数（合計）	不明	不明	膨大な数

※データベースによる文献検索では，データベースに収録されている数が全体の総数なので，その数は理屈上は既知ですが膨大な数です．検索された文献の数はそのなかのわずかですから，検索されない文献の数も同様に膨大です．実際には，検索された文献に関する情報しかないので，必要な文献の総数も見落とした文献の総数も不明ということになります．

注　意！

重要文献の見落としは致命的になることがある

　一般に研究論文では，研究テーマに直接関係する重要な文献を見落とすと，その論文の評価が大きく下がります．場合によっては，査読の段階で厳しい指摘を受けます．その理由は，徹底的な文献検索をしていなかったこと，研究の動向に通じていないことなど，研究者としての未熟さを露呈する結果となってしまうからです．

います．ノイズは偽陽性に相当し，見落としは偽陰性に相当します．ノイズと見落としの両方を減らすことができれば検索（検査）としてはベストです．しかし，なかなかそううまくはいきません．結局のところ，ある程度は機械的に判定できても，最終的には技術や経験がものをいう場合が出てくるわけです．

　ここで注意が必要なのは，見落とした文献のほうです．得られた検索結果や，実際に入手した文献からノイズを確認することはできますが，見落としは確認できません．また，検索に慣れていない人は検索結果を過信しがちです．そのため，必要な文献を見落としている可能性があることまで注意が向きません．

　データベースによる文献検索の基本的な戦略は，「多少のノイズを含んでも，見落としはできるだけ減らす」ことにつきます．つまり，検索でヒットした文献を200編まで広げても見落としが5編である検索のほうが，検索でヒットした文献を50編に絞り込んで見落としが10編の検索よりもよいということです．検索技術の未熟さを補うためには，ある程度多くの文献をリストアップして適否を自分で確認していくほうが正しい戦略といえます．タイトルと抄録をみるだけの作業でしたら，200～300程度の文献を検討することは普通だと思って頑張ってください．

2）検索実験のすすめ

　文献検索の扱い方に慣れるために，同じテーマで友達と別々に文献検索を行い，どの程度検索結果が一致したのかを比較してみるなど，いろいろと検索の実験をしてみても面白いでしょう．あるいは，明らかに研究テーマに該当する文献が検索から漏れた場合に，その理由をキーワードの面から探ることも有効です．

　文献データベースの特徴（くせ）を知るためには，何通りかのキーワードで検索し，どのような検索漏れが起こるかを試してみることが必要です．

　例えば，医中誌Webで「児童虐待」について検索を行うとします．まず，「児童虐待」「小児虐待」「児童 AND 虐待」「小児 AND 虐待」の4通りのキーワード検索を行い，次に，シソーラス用語として「児童虐待」を指定して主題検索します．すると，ヒットする文献の数はすべて異なります．その理由は，文献データベースの仕組みそのものに関わるため，非常に複雑です（実際に，このような仕組みを研究する分野があるくらいです）．ここで大事なことは，1つのやり方でしか検索を行わないと，かなりの見落とし（検索漏れ）が起こり得るということです．試行錯誤をしながら，情報を収集していく以外にありません．

5．文献検索の実際

1）文献検索システム

（1）いろいろな文献データベース

　学問の専門分野ごとに，文献データベースが構築されています．もちろん，研究領域が似ていれば共通する部分が多くあります．英語中心のデータベースとしては，保

健医療系の分野全般では MEDLINE（一般公開されている検索システムは PubMed）が最も有名です．看護学系では CINAHL（Cumulative Index to Nursing and Allied Health Literature）が，心理学系では PsycINFO などが有名です．

日本語で使える保健医療系データベースとしては，医中誌 Web（最新版は Ver.5）と JDream（最新版は JDream Ⅲ）が有名です．多くの大学で利用可能だと思います．利用環境について，大学や図書館に確認しておきましょう．自宅で利用するためには個人契約が必要ですが，費用はほとんど負担にならないほどの金額です．利用する機会が多いようでしたら，一度確認してみましょう．

（2）文献検索サービスの選び方

利用目的を考えて選びましょう．系統的な文献検索に習熟するためには，使用方法がわかりやすいものがよいです．初めは国内の文献検索サービスを利用するのがよいでしょう．もちろん，PubMed や CINAHL で英単語を入力してキーワード検索をすることは可能です．しかし，詳細に文献を絞り込んだり，キーワードを選択したり，さらには検索履歴，シソーラスを活用するとなると難しいと思います．検索方法そのものを学習しないままに英文検索サービスを利用しても，結果的には，探索的な文献検索以上のことはできません．

また，複数の文献検索サービスを利用して，結果を比較することを勧めている本もあります．しかし，1つの文献検索サービスに習熟しないまま複数の文献検索サービスに手を出してみても，結局は不完全な検索結果の比較になってしまいます．まずは1つの文献検索サービスを使いこなすことを目標にしましょう．

参考

医中誌 Web

特定非営利活動法人医学中央雑誌刊行会が作成する国内医学論文データベース「医学中央雑誌（医中誌）」のインターネット検索サービスです．ホームページ上で「『医中誌 Web』では，国内発行の，医学・歯学・薬学・看護学及び関連分野の定期刊行物，のべ約 7,000 誌から収録した約 1,200 万件の論文情報を検索することが出来，現在，全国の医学・歯学・看護学系大学のほぼ 100％で導入されている実績あるサービスです」と紹介されています．
（http://www.jamas.or.jp/service/ichu/about.html）2018 年 10 月アクセス

利用機会の多さという点でも慣れておいて損はない検索サービスです．

最新の医中誌 Web（Ver.5）検索ガイド第 3 版が，2017 年 10 月にインターネット上にアップされています．このガイドブックを読めば，医中誌 Web の操作自体はわかると思います．40 ページ弱の冊子ですから，一度読みながら，検索サービスを利用することをお勧めします．できれば，これまで本章で説明してきた方法をあれこれ試してみましょう．文章を読むだけではなかなか理解しにくかったことも，実践してみると理解が深まると思います．キーワードを変えたり，検索履歴を使ったり，主題検索（シソーラス検索）をしたり，検索結果を比較するなど実際に試行錯誤することで検索技術が向上していきます．経験により，文献検索の手順やパターンを身につけていきましょう．

(3) 文献データベースによる検索を補う検索方法（雪だるま式検索）

　大量で迅速なデータ処理が可能であるインターネット検索サービスの特徴を考えれば，最初に実施するのはデータベース検索です．しかし，データベースの検索だけでは系統的な検索にはなりません．重要な文献の見落としが意外と多いのです．そのため，データベース検索を補う検索が必要です．その代表が，文献中の引用文献情報，重要な雑誌の検索，著者の検索です．研究には時間の制約がありますが，文献検索は決してデータベースだけで鮮やかにできるものではなく，最終的には，地道な方法で探し出す作業が必要だということを知っておきましょう．

①引用文献の情報

　データベースの検索で入手した文献の最後にある引用文献リストの中で，必要そうな文献を収集していきます．一般の論文では，研究テーマに関連する文献のすべてを引用することはありません．そのため，引用文献リストを点検し，必要そうな文献を入手する作業を繰り返すことになります．研究疑問に関係する重要な情報が含まれているレビュー論文（総説や解説）の引用文献リストは，貴重な情報源になります．研究テーマが決まったら，まず該当するレビュー論文を見つけ出す必要があるのはそのためです．

②逆リンク検索

　文献をもとにした引用文献検索は，その文献よりも過去のものを探すことになります．しかし，文献データベースによっては，引用されている側の文献（発行年が古い文献）から，それを引用している文献（発行年が新しい文献）を引き出すことができます（逆引き・逆リンク検索）．例えば，2005年に発行された文献に対して，その後に発行された文献で2005年のこの文献を引用した文献を探し出すわけです．逆リンク検索により，見落とし（検索漏れ）を防げる可能性があります．国内の文献データベースサービスでは，国立情報学研究所が提供するCiNii（サイニィ）Articlesなどに，引用文献検索機能があります．

③雑誌の検索

　文献を集めていくと，特定の学術雑誌や著者が複数回現れてくる場合があります．これは，その雑誌や著者がその研究テーマに関心を寄せている結果です．頻繁に出てくる雑誌があった場合には，この雑誌の収録論文リスト（二次文献）をもとに，必要そうな文献を検索します．現在ではかなり多くの雑誌で，索引号のようなものを紙媒体や学会ホームページで提供しています．他には，雑誌の種類と巻号を決めて1ページずつ手作業で確認する方法（ハンド・サーチ）もあります．

④著者の検索

　同じ著者（ら）が複数の文献に出てくる場合は，データベースに戻り著者名による検索を行います．同じ著者が，切り口を変えて同じ調査を分析することもあれば，調査対象者数の増加，あるいは長期間継続中の研究の途中経過を報告することもあります．注目する著者の研究の中には，研究疑問にダイレクトに答えていなくても，参考になる文献が含まれる可能性が高くなります．なお，著者は全員をリストアップして検討しないといけません．著者の順序を入れ替えて別の雑誌に類似のテーマの論文を

投稿することは，研究の世界では珍しいことではありません（p.77）．

このような検索戦略を繰り返し，文献の数を雪玉のように増やす収集方法を「雪だるま式検索 snowball／snowballing」と呼びます．前もって検索手段を決めるのではなく，状況に応じて手段を変えていき，必要な文献が雪だるまのように大きく増えていくのです（図 2-2-3）．これらの方法も，きちんとやり方を説明して系統立てて行えば，系統的な方法として正当化されます．現実には，データベースによる検索に劣らず，引用文献，雑誌，著者などの検索によっても，必要な文献を多く集めることができます．これは，経験が豊富な研究者なら実感できると思います．

文献検索はかけた時間に比例して良い検索結果が増えていくとは限りません．ある程度，候補となる文献が出揃ってしまうと飽和状態になり，その後はなかなか新たな文献が集まりません．そこで，できる限りの検索を行ったと判断したら，ある程度は妥協して終了することが必要になります．

2) 検索手順の記録

研究では，他の研究と比較検討できることが大切です．そのためには，研究プロセスを再現できないと困ります．文献検索に関していえば，誰がやっても同じような文献が抽出できるように手順を示す（開示する）ことが大事です．これは，文献を同定していく手順を記録することで可能になります．詳細なプロセスが記載されていれば，検索が徹底しており，抽出された文献が代表性を持っている文献レビューということで説得力を持って説明でき，信頼性が高まります．また，最終的な論文にすべて書くわけではありませんが，記録を残しておかないと，いざ論文を執筆する段階になって曖昧な内容でしか記述できなくなります．

以下に，記録を取っておくべき事項をまとめました．図 2-2-4 の文献を決めていくプロセスを参考に確認してください．

①選択基準とそれを設定した理由
②最終的に文献リストを決定した文献データベース検索の実施日と用いた検索式，およびヒットした文献の数：検索した日を書くことで，それ以降に該当する文献が追加されても，その文献を見落としたことにはなりません．また，検索式によりキーワードがわかります．
③最終的にヒットした文献の分類：検討候補の文献として採択した文献の数，除外し

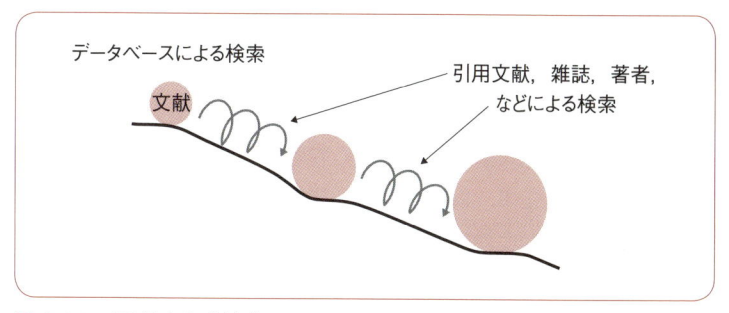

図 2-2-3　雪だるま式検索

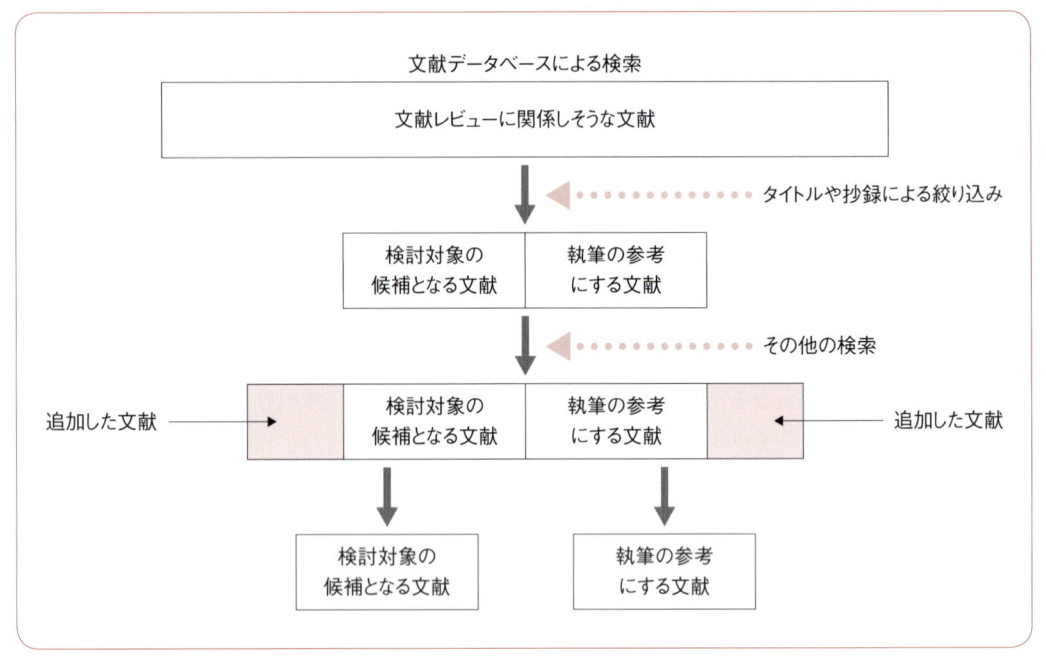

```
                    文献データベースによる検索
                ┌─────────────────────────────────┐
                │      文献レビューに関係しそうな文献       │
                └─────────────────────────────────┘
                                ↓  ◄······· タイトルや抄録による絞り込み
                     ┌──────────┬──────────┐
                     │ 検討対象の  │ 執筆の参考 │
                     │ 候補となる文献│ にする文献 │
                     └──────────┴──────────┘
                                ↓  ◄······· その他の検索
     追加した文献 ──→ ┌──┬──────────┬──────────┬──┐ ←── 追加した文献
                   │  │ 検討対象の  │ 執筆の参考 │  │
                   │  │ 候補となる文献│ にする文献 │  │
                   └──┴──────────┴──────────┴──┘
                           ↓              ↓
                     ┌──────────┐  ┌──────────┐
                     │ 検討対象の  │  │ 執筆の参考 │
                     │ 候補となる文献│  │ にする文献 │
                     └──────────┘  └──────────┘
```

図 2-2-4　文献検索をして関係する文献を決めていくプロセス

　　　た文献の数，実際に入手した文献の数
　④データベース検索以外に用いた検索方法とその結果：同定できた候補文献の数に関しても同様に，採択した文献の数，除外した文献の数，実際に入手した文献の数
　⑤以上より最終的に内容検討を行った文献の数
　⑥シソーラスによるキーワードの同定，絞り込みの具体的な方法など

3）文献の入手

　文献検索でヒットした文献のタイトルを見ただけでは，その文献がレビューする対象になるかどうかを決めることはできません．抄録があれば必ず抄録に目を通してください．しかし，抄録も確実な判断材料ではありません．結局のところ，研究疑問に答えるかどうかは，実際に文献を入手して読んでみなければわかりません．

　インターネット上でフリーに公開されている文献であれば，ダウンロードするだけで入手できます．また，大学の図書館に冊子体で所蔵されている場合にはコピーをすることになります．あるいは，大学が契約を結んでいる文献提供サービスがあればそれを利用できるでしょう．まず，自分の所属する機関で，文献の入手に関してどのような対応をしているのかを指導教員や図書館職員に確認しておきましょう．

　実際には，せっかく入手しても文献の内容が自分の研究疑問に関係なく，「空振り」に終わる場合もあります．仮に，研究疑問と直接関係ない文献であることがわかったら，文献の表紙にでもその旨を明記して，別にしておきましょう．破棄するのはすべての研究が終了してからでも構いません．

　いずれにしても，文献を入手するには原則として費用がかかります．「学術的な情

報（知識）はタダ」という考え方は通用しません．実際に，ある程度系統的なレビューを行おうとしたら，「もしかしたら関係するかもしれない文献（ノイズ）」まで購入することになるので，それなりの投資が必要になります．どの程度，徹底的な文献レビューを目指すのか，事前によく考えておきましょう．

4) コア文献（キー文献）に目星をつける

入手した文献を流し読みしてみると，自分の研究疑問に密接に関係する文献が2つや3つは見つかります．こうした文献は，コア（核・芯）またはキー（鍵）となり，その後何度も読んだり，参考にしたりする文献になるので，印をつけておくとよいでしょう．もちろん，その内容を無批判に受け入れるということではありません．

文献を読むときは先入観を持たずに読まないといけません．しかし，メリハリをつけて，コア文献を見つけることは大事な作業の一つです．例えば，研究疑問に関係する最古の文献や，多数引用されている文献，研究の方向性の分岐点となる文献などです．これらの文献は，次のstepである内容検討において，より鮮明になっていくことでしょう．コア文献は，ジグソーパズルでいうと四隅を作るピースと同じで，最初に注目するものです．

5) 対象文献を確定するまでのプロセス

研究方法の書籍を読むと，いかにも理路整然と文献検索が進むように書かれています．実際には，このようなことはまずありません．もし，本当にそのようにして検索が終わったのであれば，それは，キーワードをいくつか入れて出てきた文献リストをざっと見て，必要そうな文献だけを選んだような場合だけでしょう．すでに述べたように，検索する者にとっては検索結果以外には情報がないわけです．これを逆に考えると，検索結果をフィードバックしながら，キーワードを変更したり，絞り込みの条

コラム

文献の著者と検索した者の興味や関心が異なる場合

論文の著者自身が強く意識していない研究結果であっても，検索した者にとっては重要なことがあります．著者自身が本文で触れずに表にだけ示された結果が，検索した者の研究疑問に対する解答になる場合などです．こうした文献は，著者の研究意図と異なるから，引用してはいけないのではないかと考えがちですが，それは違います．出典を明記して，「自分の研究疑問に対してこのような結果が出ている」と引用して問題ありません．

現実には，論文が執筆された当時にはほとんど注目されなかったテーマが，後に大きな関心を集めることがあります．研究というのは，論文として一度社会に公表されると，著者の手を離れて，研究者共通の知的財産になります．健康や疾病に対する概念や課題の変化などは時代とともに変化していきますから，必然的にこのようなことが起こるのです．

件を変更したりして，検索条件（検索式）を改良できる可能性があるわけです．

　実際の文献検索では，文献データベース検索→検索結果→結果の判断をフィードバックするプロセスを繰り返し，本当に必要な文献を入手するまでにはかなりの試行錯誤を要するものです（p.44，図 2-2-1）．さまざまな切り口から文献情報が手に入り，検討すべき文献の全体像に徐々に近づいている感覚を持つとよいでしょう．

6）文献データベースによる系統的検索の問題点

（1）データベースそのものの問題

　どのデータベースにも，文献を含める際の基準があり，基準に合わない文献は含まれません．例えば，保健医療系のデータベースには法学の雑誌は基本的には含まれないでしょう．保健医療系研究者が法的な関心を持っても，保健医療系のデータベースでは対応できない可能性があるわけです．また，文献の発行年の問題もあります．100 年前にさかのぼって，あらゆる保健医療系論文をデータベースに含めることは物理的に考えて不可能でしょう．しかし，研究によっては，かなり過去の文献にあたらなければいけないこともあります．

（2）検索する者の問題

　検索する者の問題の 1 つは文献検索技術の未熟さです．文献検索によって出てくる結果は，検索の基準に合ったものだけです．仮に自分の研究疑問に深く関係している文献であっても，検索方法が不適切でリストアップされなければ，検索する者には気

コラム

文献検索の step は量的研究と似ています

　例えば，健康診断会場での質問紙調査を行った場合に，対象となった受診者が何人で，そのうち何人に質問紙を配布できて，何人から回収できたのか，そして何人分が有効な回答だったのかを記載しないと，調査の良し悪し（偏りがなかったのか）がわかりません．文献レビューも同じことです．文献レビューは，文献そのものをデータと考えれば，文献検索による調査対象文献を絞り込むプロセスは量的研究と類似しています．最終的に検討した文献の数だけではなく，そこに至るプロセスについてもある程度は数値として示さないといけません．

　文献検索の手順を詳しく書いておけば，ある程度は似た数の文献が同定できることになります．とくに文献データベース検索は，質問紙調査などと異なり，検索した者が提示した検索方法に従って追試すると，ある程度の結果を確認できます．その結果が，著者が示した文献数と数十も違えばどこかに問題があることになります．実際の論文で，検索を再現してみると明らかにおかしな結果になることがあります．著者が検索方法を間違えており，査読者も再確認しなければこのようなことは起こります．

　文献検索のプロセスをあまりに省略しすぎるのは大きな問題です．文献レビューの論文で，「以上のキーワードをもとに検索し，最終的に今回の研究テーマに合致した論文数は○○編であった」とだけしか記述していない論文がかなりあります．これだと，キーワード検索しか行っておらず，系統的な方法で検索を実施しなかったとみなされてしまいます．あるいは，検索結果に自信がないため，意図的に数値情報を出していないと誤解される恐れもあります．

づかれないまま終わります．これが文献検索の怖いところです．
　もう1つは，時間的・予算的な制約です．データベースによる文献検索は，あくまでも全体の計画の中の一部です．検索にこだわり過ぎて，計画全体が遅れてしまっては元も子もありません．さらに，多くの場合，文献の内容は実際に入手して目を通すまでわかりません．この点はほとんど指摘されませんが，現実には厄介な問題です．

(3) 検索方法の限界

　本章で解説している検索方法は，通常のキーワード検索などに比較すると，かなり系統的な検索方法です．しかし，専門的なシステマティック・レビューに求められるほど徹底したものではありません．文献レビューを執筆する際には，検索方法の限界を明記しておきます．

　検索方法の限界としては，①1つのデータベースしか用いなかったこと，②言語に制約をつけたこと，③所蔵機関や予算の都合で入手できなかった論文があったこと，④1人でしか検索をしていないので複数で検索を行った場合よりも見落としが多いこと，などが考えられます．仮に入手不可能な文献があった場合には，系統的なレビューを実施したという意味では，なかったことにするのではなく，入手できなかったことを明記しておいたほうがよいです．

6. 文献の管理

　内容検討の対象になる文献や参考にする文献があらかた決定したら，それらを整理しないといけません．文献の整理の仕方については，さまざまな方法があり，それに応じた参考書もたくさんあります．

　最初に行うことは，文献リストを作成・保管することです．次に，入手した文献を管理します．文献を整理する方法には，①紙媒体で保存する，②電子媒体で保存する（例えば，PDFファイルやWordファイルで保存する），③EndNoteのような文献管理ソフトを利用する，などがあります．もちろん，自分に合った方法で管理すればよいのですが，それぞれ一長一短がありますから，併用するほうがよいと思います．いずれにしても，入手した文献を読み込まないとレビューすることができません．パソコン上でマーカーをつけたり，コメントを入れたりするには限界があります．素早く取り出せ，ある程度内容を記憶に定着させるためには，紙媒体がベストでしょう．

　文献を紛失すると，再入手するための時間のロスが大きいので，なるべくメモを残し，記録を残し，忘却，紛失に対する対策を立てておくことが肝心です．また，できれば紙媒体に加えて，PDFファイルなどに変換して保存しておくとよいでしょう．その場合には，バックアップも必要です．PDF形式で保存しておくと，文献の本文そのものを機械的に検索できるので，漏れなく素早く必要なキーワードを含む記述を探し出せるというメリットがあります．

参考：文献を管理する方法の例

　文献管理を含めて，文献レビューの大半のプロセスをパソコン上で実施することを推奨しているテキストもあります．しかし，現実的に不可能と思える上に，管理のための管理になってしまうと，肝心なレビューに集中できません．最初はまず，アナログ式を中心とした文献管理をして，デジタル式に文献を管理する方法は徐々に身に付けていけばよいと思います．

　直接内容を検討する文献は，最初に古い順に通し番号をふって区別します．同じ発行年のものが複数あれば，巻号から古いものを決めます．これは，文献の内容を検討しまとめるときに，通常は古い順にリストアップするからです．具体的な検討対象になる文献と，そうでないものを明確に区別することが大事です．多少関連がありそうな文献や，理論など考察で引用できそうな文献，インターネットで入手した情報や政府資料なども別にまとめておきましょう．

　具体的には，マチ付きのクリアファイルをいくつか用意し，収納先を振り分ける程度で問題ないと思います．素早く探し出すために，なるべく新しい文献が上に来るように整理すればよいと思います．場合によっては，分類の基準が変わることもあるので，あまり神経質にならなくてもよいでしょう．これらの文献は，1つのタイトルをつけてボックスファイルに入れておきましょう．10cm幅のボックスファイルであれば大体50編程度の文献や資料が入るので通常はこれで足りると思います．足りなければ，ボックスファイルを増やすだけです．

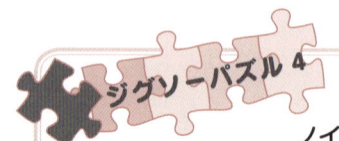

ジグソーパズル4：ノイズ・見落としをジグソーパズルに例えると

　多数のパズルのピースが混ざった中（文献データベース）から，特定の絵柄を探し出すこと（文献検索）が難しいことは想像がつくと思います．いろいろと条件を付けて，絞り込んで選び出してみても，ある程度は不必要なピースが混ざったり（ノイズ），大事なピースが見落とされたり（見落とし）してしまうのです．似たようなピースは注意深く観察していけば取り除くことができますが，見落としたピースは手に入らないままにパズルを組み立てていかなければいけません．1,000ピースのパズルであれば，少しくらいのピースが欠けても絵柄の全体像はわかるでしょうが，10ピースのパズルで5つもピースが欠けていたら，元の絵柄はわからないでしょうし，場合によっては全く違った絵柄にみえてしまうかもしれません．

第 3 章 Step 3 内容検討
—入手した文献を読み，内容を検討する

> **内容検討の概要**
>
> 文献レビューの対象となる文献を入手したら，次は内容検討に移ります．すでに一部の文献は，抄録や内容まで目を通しているかもしれません．しかし今度は，入手した文献すべてをじっくりと読み込んでいきます．内容検討の手順を図 2-3-1 にまとめました．
>
> 文献の内容を検討する主な目的は，①その文献が自分の研究疑問に対する解答に関係するか（関連性），②自分のつくった優先度にどの程度合致するか（優先度），③どの程度文献の内容を信頼できるか（品質），を知ることです．
>
> 文献を十分に読み，それぞれの文献を直接レビューの対象にするか，情報源にするのか，参考文献にするかを決めます．あらかじめ自分でつくったエビデンスの階層（優先順位）も参考にし，この段階で不要と思われる文献は除きます．次に，チェックリストを用いて内容を検討し，文献の品質を調べます．最後に，それぞれの文献の目的と方法，得られた結果（知見），強み（長所や利点）と限界（欠点）を含めた簡単なサマリー（要約）や研究プロセスの再現図を作成します．

1. 批判的吟味ないしクリティークについて

EBM の分野では一般に，内容検討のことを批判的吟味（critical appraisal の訳）といいます．看護の分野（EBN）ではクリティーク（critique：批評・批判（する）の意味のフランス語）と呼ぶことが多いでしょう．どちらもいいたいことは同じで，論文の品質評価です．

クリティカルを日本語では「批判的に」と訳すことがあるので，意味を誤解する人がいます．批判的というと，どうしても日本では，否定的で（ネガティブで），負の（マイナスの）イメージを持たれがちです．そうではなくて，「何でも無条件に受け入れるのではなく，じっくり考えながら，長所と短所を踏まえた上で，建設的・発展的に受け入れる」という意味に考えたらよいと思います．研究自体に付随する限界も当然あります．完全な研究というものは存在しません．

クリティークするためには，それだけの知識とスキル，経験が必要です．初心者は，臨床知識はともかく，研究方法論（研究デザインや分析方法）そのものに対する知識と理解が不足しているという本質的な問題に直面します．まず文献を読む力を広くつけていく必要があるという意味で，本書では，あえて批判的吟味やクリティークを前面には出さずに「内容検討」としています．

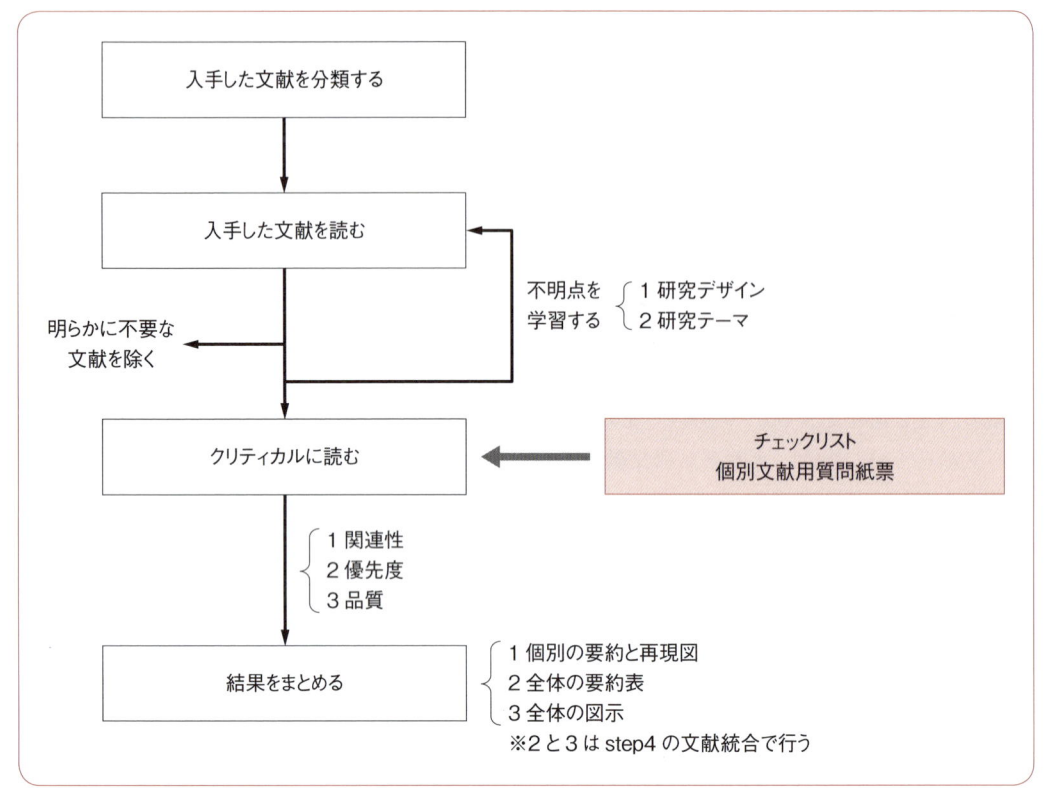

```
┌─────────────────────────────────────────────────────────────┐
│         ┌──────────────────┐                                │
│         │ 入手した文献を分類する │                                │
│         └────────┬─────────┘                                │
│                  ↓                                          │
│         ┌──────────────────┐                                │
│         │ 入手した文献を読む   │←──────┐                         │
│         └────────┬─────────┘      │ 不明点を { 1 研究デザイン     │
│  明らかに不要な     │             学習する { 2 研究テーマ         │
│  文献を除く ←─────┤                                          │
│                  ↓                                          │
│         ┌──────────────────┐      ┌──────────────────────┐  │
│         │ クリティカルに読む   │←────│ チェックリスト          │  │
│         └────────┬─────────┘      │ 個別文献用質問紙票      │  │
│                  │                └──────────────────────┘  │
│                  │ { 1 関連性                                │
│                  │ { 2 優先度                                │
│                  │ { 3 品質                                  │
│                  ↓                                          │
│         ┌──────────────────┐   { 1 個別の要約と再現図         │
│         │ 結果をまとめる      │   { 2 全体の要約表              │
│         └──────────────────┘   { 3 全体の図示                │
│                                 ※2と3はstep4の文献統合で行う   │
└─────────────────────────────────────────────────────────────┘
```

図 2-3-1　内容検討の手順

2. 文献を読む力

1）情報収集のための読み方

　読むというのは非常に日常的な行為です．しかし，あまり読むことを意識して考える機会はないように思います．読書スタイルは人それぞれ異なりますが，一度自分の「読書法」を振り返ってみるとよいでしょう．時間をかけて専門書や文献を読んだのに，なかなか内容が頭に入ってこなかったり，しばらく経つと内容をほとんど覚えていなかったりした経験があるでしょう．読書には，「趣味のための読書」と「情報収集のための読書」があります．文献レビューのために文献を読むことは，情報収集のための読書です．趣味の読書の場合には，本に線を引いたり，ラインマーカーで色を塗ったり，印をつけたりすることを好まない人もいると思います．しかし，文献の内容検討では，情報を収集し利用することが主な目的ですから，必要と思われる情報は確実に同定し，記録することが大切です．

　人間の記憶力はそれほどよくはありませんから，20編近い文献を読んでいると，たとえ熟読していても，どこに何が書かれていたのかわからなくなります．そのため，論文の気になった個所（記述）が必要なときに取り出せる仕組みを自分なりにつくっておかないといけません．

2) 読みにくい文献の理由を考える

　研究疑問に答えを出すヒントを与えてくれると思って手に入れた論文でも，読んでいて読みにくいと感じる場合があります．その理由を考えてみましょう．

　専門用語が難しいのか，研究デザインがよくわからないのか，日本語として文章が難解・稚拙なのか，論旨が明快でないのか，あるいは自分の研究疑問とあまり関係がないものなのか．実際には，内容の理解はともかく，日本語として論文を読み通せないことは多くないはずです．なぜなら，研究の世界では極力無駄な時間を排除し，明快に論文で主張を伝えようとする意識が，著者にも，査読者にも，もちろん編集者にも働いているからです．つまり，読み手に「推理させながら（試行錯誤させながら）読ませる」ことはありません．そのため，論文は，表現方法も修辞などはほとんど使わず，簡潔でわかりやすい現代語で執筆されています．量的研究の論文であれば，この傾向は顕著です．

3) 情報リテラシー

　いくら論文を読み込んでも，情報としてレビューに活用できないと価値は半減します．研究というのは，情報処理技術的な要素を多く含んでいます．文献レビューでは，この傾向が顕著です．何となく感覚的に全体をまとめるのではなく，情報を効率よく系統立ててまとめるという視点で文献レビューに取り組むとよいでしょう．

　この種の能力や技術は，一般には情報リテラシー（必要なときに必要な情報を自分の目的に合うように利用できる能力）と呼ばれます．「情報活用力」といった意味です．経験豊富な研究者であれば，この種の技術は自然に，あるいはトレーニングを受けて身につけているものですが，まずは試行錯誤しながら自分に合った方法を見つけてください．

コラム

効率よく論文を読む

　効率よく論文を読むために，紙（ノートやメモ帳など），筆記用具（ラインマーカーや４色ボールペンなど），付箋紙，電卓（集計結果などを確認するため），クリアファイルは必需品です．論文を読んでいて印象に残った個所，疑問に感じた個所，執筆に使えそうな個所など気になる部分があったら，迷わずにマーカーを引いたり，付箋を貼ったりして，その場でチェックしていきましょう．そして，後からノートに転記するなど自分に合った方法を試みるとよいと思います．とくに，論文の緒言や考察などの何気ない記述は，後から必要になっても，探し出すのに苦労します．

3. 内容検討の方法

1) 内容検討の目的

内容検討には3つの目的（関連性，優先度，品質）があります．なお，その結果は必ずしも一致するものではありません．

(1) 目的1：関連性の検討

自分の研究疑問に関係する論文かどうかは，比較的簡単にわかるはずです．最初は，研究疑問に関係しているだろうと思って読んでみても，実際はそうでないことがわかることもあります．そのような文献は，レビューの対象から除いてください．

(2) 目的2：優先度の検討

研究デザインとしての優先度は研究疑問そのものに関係します．例えば，「運動習慣は成人の肥満予防に効果があるか？」という因果関係に関わる研究疑問に対しては，介入研究が最適でしょう．観察研究（コホート研究や症例対照研究など）や，ある患者に運動指導を行ったら肥満が改善された，といった実践例の論文もあると思います．一般化という意味では，実践例は優先度が一番低くなります．優先度が高い文献が少なすぎる場合には，研究疑問そのものを修正しても構いません．しかし，あえて研究疑問を修正せずに，得られた結果をそのまま論文に執筆したほうが，当初の研究疑問に素直に解答を出したという意味では好ましいかもしれません．該当する文献が少ないこと自体が新たな発見だからです．

(3) 目的3：品質の評価

優先度の検討までは比較的簡単に進むと思いますが，問題なのは文献の内容そのものを客観的に，しかも適切に評価することです．研究デザインとしての優先度が高い論文でも，内容が不十分なものもあります．この場合はどうしたらよいでしょう．システマティック・レビューのような研究方法であれば，ためらわずに除外します．しかし，論文の品質だけを追求しすぎて，数多くの論文を捨てることには問題が残ります．例えば，20編の論文の中で，品質が高いと評価された論文がたったの2編であった場合に，この2編の論文だけでレビューを行えるでしょうか．場合によっては，品質が高い論文と低い論文の間に，特定の理由が見いだせるかもしれません．これ自体が新たな知見です．そして何よりも，多数の論文を捨て去ることは，時間をかけて集めた情報を無駄にすることに他なりません．

初心者の場合には，少しでも研究疑問の解答に関係する論文は，すべて対象にしたらよいと思います．そうすれば，ある文献を除外した理由を説明しなくても済みます．除外するには除外するだけの正当な理由が必要なのです．それぞれの論文の重要性をきちんと評価したというプロセスを示すことで，系統的なレビューが行われたことが明確になります．もし，卒業論文や学位論文を学術雑誌などに投稿する機会があれば，その時に改めて除外するかどうかを考えればよい話です．

2) クリティカルな内容検討

(1) 徹底的に読み込む

　　文献レビューの対象にすることに決めた論文は，徹底的に読み込んでください．論文の著者が行った研究をイメージしながら頭の中で再現してみます．紙に図示するなどして，研究のプロセスをたどり，頭の中で再現してみるトレーニングが重要です．

　　繰り返し同じ論文を読む，複数の論文を読む，参考書などで知識を増やすことにより，徐々にではあっても確実に理解が深まり，論文の中での，また論文同士の内容が自分の中でつながり始めることを感じると思います．また，十分に論文を読みこなすためには，文献数は必要以上に多くないほうがよいのです．雑に50編の文献を読むのであれば，きちんと10編の文献を読むほうが将来的に有益です．

　　文献検索段階で目印をつけたコア文献（キー文献）は，かなり詳しく読んでおく必要があります．指導教員とディスカッションをする際には，その論文なしでも具体的にある程度の内容を説明できるぐらいに内容を理解しておきましょう．そうしないと，クリティークするといっても，結局は上辺をたどるだけに終わってしまいます．

(2) 論文から学ぶ姿勢

　　論文を読むことに慣れていないと論文に対する評価が主観的になりがちです．論文に書かれた内容はすべて正しいものだと思い込んだり，あるいは，クリティークの意味を勘違いして，何でも批判的に，あらさがしをするかのように読まなければいけないと誤解してしまうこともあります．

　　何度か論文を読んでみて，学術論文のスタイルに慣れてきたら，少しずつ内容を検討していきます．しかし，初心者が独力でクリティークするのはなかなか難しいものです．一番よいのは，クリティカルに論文を読む方法について，できるだけ指導教員からトレーニングを受けることです．その際は，「論文の品定めをする」のではなく「論文から学ぶ」という姿勢を基本としましょう．自分のスキルを磨くトレーニングと思ってクリティカルに論文を読んでいくのです．

　　引用した論文をクリティカルに読んでいるかどうかは，伝統的なレビュー（物語風のレビュー）と系統的なレビューを区別する重要なポイントです．程度の問題は別として，内容の検討やその結果がないと，系統的なレビューとはいえません．いろいろな研究デザインの論文について，知識をもとに内容を検討しなくてはいけないという点で，文献レビューは単独の量的研究や質的研究よりも難しい研究方法といえるかもしれません．

(3) 研究の背景情報

　　文献レビューの結果において論文を引用する場合には，簡潔で構わないので，必ずその研究が実施された背景情報や前後関係や文脈（コンテクスト）を示してください．そうしないと読み手にはその文献の価値が判断できないからです．

　　例えば，「大木（2013）によれば，修士課程の学生の多くはこれまでに文献レビューの教育を受けた経験がない」という記述では，この結果に至る背景が何もわからないことになります．「修士課程の学生の多く」というのは著者の個人的な感想（印象）

で書かれたものかもしれません（その場合，根拠はかなり希薄なものといえるでしょう）．そこで，「大木（2013）が修士課程の学生20人に対して行った任意の面接調査によれば，修士課程の学生の6割はこれまでに文献レビューの教育を受けた経験がない」としたらどうでしょう．結果に至る背景はわかりますが，もしかしたら，この面接調査への参加率が30％と低かった結果なのかもしれません．背景情報を詳細に示すことで研究の限界を明らかにすることができます．

　学位論文などで「文献検討」と称されている部分は，内容の評価がないままに，ほとんど事実（というよりは記載内容）の羅列になりやすいので，十分に注意しないといけません．

4. 内容検討の実際

1）チェックリストを用いた品質評価

　論文を効率よく評価するためのチェックリストが多数開発され，提供されています．これらの多くはインターネット上で公開されていたり，標準的な研究方法論の教科書にも載っていたりします．代表的なものとして英国で開発されたCASP（Critical Appraisal Skills Programme）があり，量的研究（研究デザイン別），質的研究，文献レビューのすべてに対するチェックリストが，インターネット上にも公開されています．自分の文献レビューにふさわしいと思えるチェックリストを探して使ってみてください．

　こうしたチェックリストが多数開発されるのには，それなりの理由があります．EBP（根拠に基づく実践活動）の広がりとICTの発展が相まって，近年，膨大な数の研究成果が急速に蓄積されています．そのため，研究者や臨床家は限られた時間の中で効率よく，良質の情報を入手しなければいけません．論文を読むことは情報収集のための読書であり，これは時間の投資です．論文を読むために割く貴重な時間に見合った情報を得ることができるように，効率よく論文を読むためのチェックリストが多数開発されているのです．

　チェックリストを大別すると，研究方法によらない包括的なものと，個別の研究方法に対するものに分けられます．効率を考えると，どうしても具体的な研究デザイン（例えば，横断研究・症例対照研究など）に対するチェックリストを使いがちですが，論文を読む意味を明確にするという意味では，包括的なチェックリストをまず見ておくほうがよいでしょう．なお，あまりにも詳しすぎるチェックリストを使うと，細部にばかり気を取られ，研究の全体像を見失う恐れがありますので，お勧めしません．

（1）包括的なチェックリスト

　チェックリストの概要を簡単に解説します．

　Iain K. Crombie（2006）は，論文を読むにあたって，①なぜこの論文を読むのかを明確にする，②どのような情報を得たいのかを絞り込んでおく，③テーマに関連した文献を見つける，④見つけた論文を批判的に吟味する，を確認することを勧めてい

ます．この4つの項目のうち，系統的な文献レビューの実施を決めた時点で，最初の3つについてははっきりしているはずなので，それをもう一度確認してみればよいでしょう．

　標準的な原著論文はIMRAD形式を取るので，それぞれの要素に分けてチェックすると効率的です．以下は主に量的研究を念頭に置いています．まずタイトルと抄録で，そもそも読むべき論文なのかを判断します．ただし，これだけの情報で即断するのは避けたほうがよいでしょう．緒言（I）の部分を読み，なぜ研究が行われたのかを考えます．緒言には「研究の背景」「先行研究のレビュー」「目的」「研究テーマの重要性」などが述べられているはずです．目的が曖昧な場合は，著者自身が何を知りたいのかはっきりしていないということです．方法（M）の部分を読み，どのように研究が行われたのかを検討します．結果を一般化することが出来るか（一般化可能性）を考える場合には，研究対象や測定方法，統計解析手法に関する情報が大切です．結果（R）の部分を読み，何がわかったのかを確認します．統計解析の結果は，記述的なものからより複雑なものへと論理的に追えるように示さないといけませんが，単純な集計を示さないままに複雑な集計を示す論文が多く見受けられます．結果が研究目的に対応しているかどうかも重要です．考察（D）の部分を読み，得られた知見の意義は何かを検討します．どの程度一般化の可能性があるのか，過去の知見と比較して論じているかに着目します．過去の知見と矛盾や不一致がある場合はその理由を考える必要があります．また，研究の限界を明記しているか確認します．全体を通して，緒言や考察から，何か興味深い点はないかを調べます．それが引用文献であっても著者の見解であってもよいのです．論文をクリティカルに読むということは，単なる間違い探しではなく，価値ある情報を得ることです．仮に結果が平凡であっても，自分にとって得るところがあれば，読む価値は十分にあったということになります．

(2) 量的研究のチェックリスト

　量的研究全般に関するものとしてIain K. Crombie（2006）が挙げる項目を紹介します（表2-3-1）．また，品質評価（批判的吟味）の直接のチェックリストではありませんが，観察的疫学研究報告の質改善のための声明（STROBE：Strengthening the Reporting of Observational Studies in Epidemiology）と呼ばれる，論文執筆の標準的な方法があるので，論文の評価をする際に（実際は，執筆する際にも）非常に参考になります．

(3) 質的研究のチェックリスト

　質的研究の評価は，量的研究の評価に比較してかなり難しいことを最初に知っておきましょう．そもそも質的研究をチェックリストで評価することができるのかについて，研究者の間でも意見が分かれています．質的研究が，状況に依存すること，研究者と対象者の関係を切り離せないこと，意味内容の解釈を主体とすること，主観的要素が多分に含まれること，必ずしも再現性や一般化を目指していないこと，などを考えれば一律に評価できないのも無理はないことでしょう．しかし，一定の評価項目があれば，論文を読むときの着眼点が明確になることも事実です．一例を表2-3-2に示しました．

表 2-3-1　量的研究のチェックリストの例

1. 明確な目的
2. サンプルサイズ（対象集団の大きさ）
3. 測定の妥当性と信頼性
4. 統計手法
5. 予期せぬ出来事
6. 記述統計
7. 数値の整合性（つじつまがあっているか）
8. 統計的有意性
9. 主たる知見の意味
10. 有意でない知見に対する解釈
11. 先行研究との比較
12. 研究結果の意義

出典：Iain K. Crombie（2006）

表 2-3-2　質的研究のチェックリストの例

1. 目的の言明
2. 方法論の適切さ
3. 研究デザインの適切さ
4. 調査参加者募集方法の適切さ
5. 収集したデータの妥当性
6. 研究者と研究参加者の関係の適切さ
7. 倫理的配慮
8. データ分析の厳密さ
9. 知見の言明
10. 研究の価値

出典：CASP（Critical Appraisal Skills Programme）
http://media.wix.com/ugd/dded87_29c5b00
2d99342f788c6ac670e49f274.pdf

質的研究は，複雑な統計解析もなく，日本語が読めれば大体理解できる（つもりになる）と安易に考える人もいますが，実際にはその内容を適切に評価するには，幅広い学問分野に対する知識と研究経験が必要です．

(4) チェックリストの功罪

チェックリストの最大の強みは，その簡便さです．しかし，実際のメリットは，チェックリストを使うプロセスを通じて，クリティカルに論文を検討するという姿勢が自然に身につくことにあります．つまり，評価者はエビデンスの質を判断する際にどこに注目すればよいかを確認していくことで，論文を読む際に必要な思考のフレームワークを獲得することができます．さらに，自らがそれぞれの項目を採点しなくてはいけないので，主体的に論文を読むトレーニングにもなります．評価した根拠を，指導教員とディスカッションするのも有効です．また，レビュー論文に対するチェックリストを使うことで，文献レビューを書くときに何がポイントなのかを意識できるでしょう．

クリティカルに読む場合のチェックリストは，裏を返せば，論文を執筆する（クリティカルに書く）際に気をつけるべきポイントだということです．そして，クリティカルに論文を読むことは，皆さん自身が査読者の目線で論文を読むということです．

以上のように，チェックリストは確かに有用ですが，いくつかの問題も残ります．まずチェックリスト自体が十分に検討された上で作成されたものかどうかです．チェックリストそのものの妥当性はあまり知られていません．チェックリストの結果に対する絶対的な判断基準はありません．また，多くのチェックリストには，チェック項目の内容についての説明がありません．仮にチェックリストを用いても，質問に対する最終的な判定は，利用する者が主観的に行うので，安易に使うと何も考えないでチェックをつけるだけで終わってしまいます．さらに，批判的吟味という概念自体がEBM・臨床疫学に由来しますので，どうしても臨床的な疫学研究（量の研究）に重点が置かれがち，つまり，因果関係の強さに関するエビデンスが強調されやすい傾向にあります．

チェックリストを用いた場合には必ず出典を明記してください．使ったチェックリストに対する客観的な評価を論文で確認できればさらに望ましいといえるでしょう．

(5) チェックリストで判定できないこと

例えば，量的研究のチェックリストには「統計手法は適切だったか？」といった項目があります．量的研究では偶然誤差を統計的に評価するのですから，当然の確認事項です．統計的な解析手法が適切であったか否かはどのように判断したらよいのでしょう．

学位論文などでは，分析方法や解析結果の内容は検討しないで，対象と結果の数値情報の部分だけをそのまま受け入れるというやり方が多くみられます．分析手法がよく理解できないけれど，「多重ロジスティック回帰分析を実施した」と書かれた論文の調査人数と分析結果だけをそのまま信用し，まとめるやり方です．このような場合には，「統計手法は適切だったか？」の問いに対しては，「はい」でも「いいえ」でもなく，「自分には分析方法は十分理解できなかったが，（査読を受けて）掲載された論文の結果なので，ひとまず適当だと判断した」とするしかありません．このように，知識が不足している質問項目には，チェックリストを使っても答えることはできません．限られた時間を考えれば，難解な統計解析手法の知識まで身につける必要も少な

参考

量的研究の評価の基本

量的研究の評価で本質的に重要なのは，主として誤差（エラー）の評価を正しくできたかということです（詳しくは，「基本からわかる 看護疫学入門 第3版」（医歯薬出版）を参照してください）．量的研究のクリティークの方法が教科書に長々と書かれていても，結局は誤差の評価を多方面からいっているのです．

誤差というのは，真実と測定結果のずれのことです．誤差の概念については，疫学で系統的かつ簡潔に整理されていますので，それを知っておくことが理解の近道になります．誤差には測定に伴い偶然に起きる偶然誤差と系統的におきるバイアス（系統誤差）があります．偶然誤差の評価の指標を信頼性，バイアスの評価の指標を妥当性といいます．

信頼性というのは，何度繰り返しても同じような結果が得られるかどうか（再現性）です．偶然の誤差は，数多く測定すると，正しい（と思われる）値を中心に，大きい値にも小さい値にも偏ることなく出現することがわかっています（正規分布と呼ばれる分布を示します）．このような規則的な性質があるので，統計を使って真実とのずれを評価することができます．推測統計（検定・推定）は，偶然誤差を確率的に評価するものです．

一方，妥当性というのは，測定しようと思っている現象を，本当に正しく測定できているかどうかです．例えば，地域高齢者住民の意識調査をする場合に，健康診断の会場に来た高齢者だけを対象にすると，会場に来ることができる，元気な人の意識に偏った結果が出るでしょう．回収率が10％の質問紙調査も回答者が偏っていて結果を一般化するには不向きです．バイアスは大きく分けると，調査対象の偏り（選択バイアス），測定方法の偏り（測定バイアス），測定項目の見かけの関係による偏り（交絡バイアス）の3種類になります．バイアスは方向性のある偏りです．しかし，方向の向きと大きさまではわからないので，ある程度主観的に偏りを検討するしかありません．

いと思います．無批判に何でも受け入れるのではなく，「チェックリストをもとに，自分にできる範囲で文献の品質を評価した」ということに意味があります．

(6) 今回検討する文献用のチェックリスト（個別文献用質問紙票）

ここまでは既存のやや専門的なチェックリストの説明でした．文献レビューを，文献を調査対象とみなした量的研究と考えれば，それぞれの文献（調査対象）の情報を同一の質問項目で記録できるような自記式質問紙票（個別文献用質問紙票）を自分自身で作成することが有用です．例えば，20編の文献を検討するのであれば，20個の質問紙票が回収できたことになります．質問紙票を利用することで，情報を記録した結果の再現性が高まりますし，一貫した情報収集が可能になるでしょう．

2) 文献内容の要約と判定

(1) 文献内容の要約

文献を読んだらその内容を整理し，簡潔に書き記さないといけません．簡易な要約表にまとめるだけではなく，必ず文章で要約を残すようにしましょう．読んだ内容は，書くことにより，客観的に整理することができ，時には新たな着想につながることもあります．慣れていないと，どうしても要約が長くなりがちですので，あらかじめ字数を決めて（例えば，通常の抄録と同じ500字程度など）おくとよいでしょう．こうした要約は，最終的な論文執筆の際にも役立ちます．研究の目的，方法，主たる結果，強みと限界を記載し，文脈がわかるようにしましょう．とくに，研究の強みと限界については，文献の著者自身が示したものか，レビューする人が判断したものなのかを区別してください．著者が研究の限界を明記していない論文はそれだけで，品質に問題があることが多いのです．

文献レビューで大切なことは，あくまでも文献同士を比較・対比し統合することです．方法や対象などの細部を詳しく書きがちですが，必要だと感じる読み手は原典を入手しますので，詳細はある程度切り捨ててしまうことが必要になります．また，文献によっては論旨に矛盾を感じることがあると思います．しかし，研究の世界では文献に書かれたことがすべてです．論旨に沿わない部分があっても，著者の意図を無理に推測する必要はありません．この文献に対するコメント（問題点）とすればよいでしょう．

(2) 文献内容の判定

文献の内容をよく検討したら，①研究疑問との関連性，②研究疑問に答えを出すための（エビデンスの）優先度，③チェックリストなどから自分なりに判定した品質の良し悪し，を判定してください（表2-3-3）．このようにして，読んだ文献を自分なりに評価してみることが大切です．

表 2-3-3　内容検討の結果をまとめた一例

研究疑問との関連は強いか？	1. いいえ　　2. 普通　　3. はい
優先度の高い研究デザインか？	1. いいえ　　2. 普通　　3. はい
文献の品質は高いか？	1. いいえ　　2. 普通　　3. はい

※判定が難しい場合は，メモとして書いておくとよいでしょう．

参考：文献の間違いを見つけた場合にどうするか

丹念に文献を読んでいくと，文献の間違いを見つけることもあります．公表された文献でも決して内容が完全であるとは限りません．学会誌によっては，編集上の見落としは「訂正」として後日公表されることがありますが，こうした情報を文献検索で見落としても，それは仕方がないことです．

文献内容の間違いにはいくつかのレベルがあります．一番単純なのは誤字脱字や乱丁などです．これはそのままにしておいて構いません．問題は文献レビューの内容そのものに関わるような間違いです．このような文献の間違いを見つけたときは，なかったことにする必要はありません．自分のレビューに必要であれば明記して構いません．こうした作業を一種のあらさがしと思う人がいるかもしれませんが，それは違います．無理に間違いを見つけているのではなく，文献レビューに必要な情報を探し出すプロセスで発見されたものなのです．社会に公表された文献の内容は著者の手を離れています．間違いが見いだされた場合に，どこかで間違いを指摘しておかないと，間違った内容が定説になったり，間違いが引用され続けたりする恐れがあります．つまり，後にこれらの文献を読む研究者のためにも大切なわけです．

量的研究の場合には，単純な計算ミスもあります．数値データを引用する場合には，可能な限りミスを指摘した上で正しい値で引用します．その判断ができない場合は，そのことを指摘した上で引用するとよいでしょう．統計解析上の明らかな間違いも見られます．

その他に文献の引用ミスもあります．文献番号が間違っている場合はそのままにしておいても問題ないですが，粗雑に書かれた論文だと判断することは可能です．一番問題になるのは，レビュー論文で，研究内容がレビューのテーマに該当していないのに誤引用されている場合です．これは著者が実際に原典となる文献を読まないで，別の文献からの情報を孫引き（p.93）引用しているためだと思われます．誤引用された文献は，当然内容検討からは除きます．また，このレビュー論文の不備もメモしておきましょう．

Book-2

第 4 章 Step 4 文献統合
─検討した結果を整理し統合・解釈する

> **文献統合の概要**
>
> 　内容検討は個々の文献に対して行う一方,文献統合は複数の文献に対して行います.この区別をまず確認しておきましょう.個々の文献を詳しく評価するだけでなく,検討した文献全体で,研究疑問に対して,何がわかったのか(わからなかったのか)を見つけ出し,全体としての新たな意味付けと解釈(オリジナリティ)を与えることが,文献を統合する主な目的です(図 2-4-1, 2).文献レビューが独立した研究方法論であるのは,統合という作業を行うからです.
>
> 　そのための準備として,個々の文献についてまとめた内容を一覧できるように,要約表にまとめます.次いで,検討する項目について,それぞれの文献を比較・対比します.このようにして,研究疑問に対する研究の現状や,抜け落ちている研究を調べます.あるいは,時系列にまとめることで研究の動向などもわかります.
>
> 　さらに,質的に深く統合する場合には,個々の文献の結果などで得られた知見を断片化・細分化して,適当な名称(コード)をつけたうえで,その類似性と相違性に注目しながらまとめ,全体としての新たな主題(カテゴリ)をいくつか見つけ出します.カテゴリ間の相互関係を考慮して,文献中にあるその他の情報も加味しながら,論理的に矛盾なく説明していきます.

1. 要約表の作成

1) 要約表の体裁

　個々の文献の内容を詳しく検討する段階で,文献全体としての研究の流れなどが感覚的に見え始めてきたと思います.それを,可視化する作業が必要です.

　そのために最初に行うことは,検討した文献全体を要約した表(要約表)を作ることです(表 2-4-1).これは一般にマトリクス(数学でいう行列のこと)集計と呼ばれる要約法で,複数の結果を要約するだけでなく,見落としていた要素を発見したり,要素同士の関係を見いだしたりするための基本的な集計法です.要約表のメリットは,レビューすべき文献の全体像を整然と一覧できることです.無秩序の中から秩序を産み出すのが要約表ともいえます.全体を見渡すことで,新たな発見があることを念頭に置いてください.

　要約表は,並べ替え(ソート),行や列の追加や削除が簡単に行える Microsoft Excel で作るのがよいでしょう.縦(行)には文献を,横(列)には書誌情報と検討項目を並べます.

　文献は古い順に並べます.文献が発行された月までは正確にはわからないかもしれません.それでも雑誌の巻号を調べるなどしてできるだけ同定してください.また,

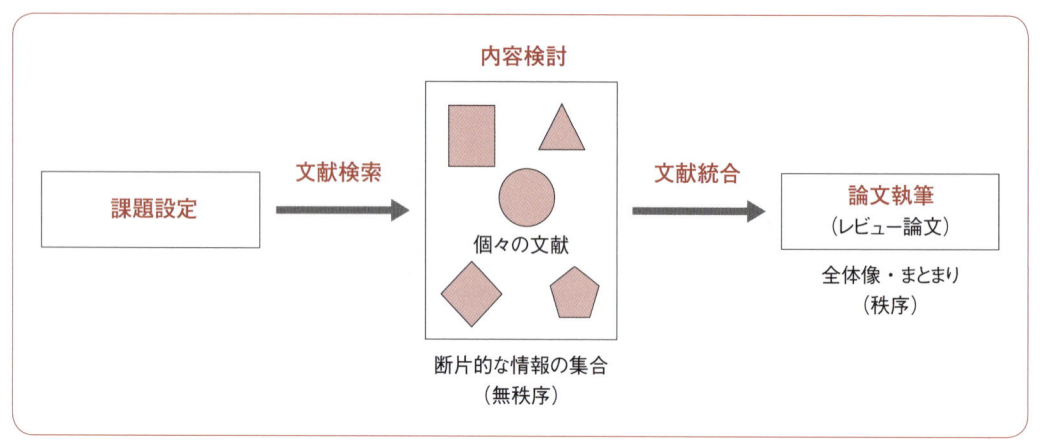

図 2-4-1　文献レビューのプロセスと情報

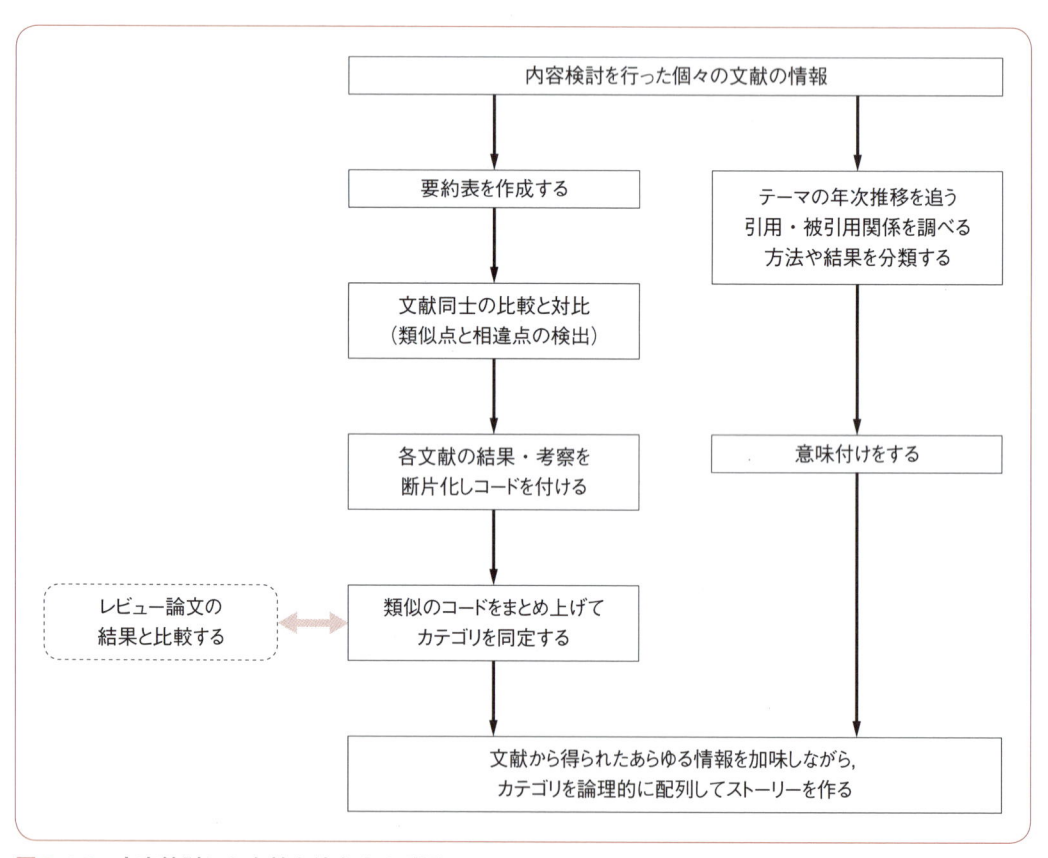

図 2-4-2　内容検討した文献を統合する手順

　　文献ごとに ID 番号をつけておくと，作業が効率的になります（p.92 のコラム）．
（1）書誌情報
　　　書誌情報として，タイトル，すべての著者名，発行年，雑誌名，巻号・ページ数を記録していきますが，これらはできる限り別々の列に入力するほうがよいでしょう．雑誌ごとに並べ替えるなどの作業が必要になった時に便利です．Excel のような表計

表 2-4-1　要約表の例

ID 番号	タイトル 著者 発行年 雑誌名 …	目的 方法 結果 強み 限界	関連性 優先度 品質	コメント
1 2 3 4 5 6 ・ ・	↑ 書誌情報	↑ IMRAD の要素	↑ 評価の視点	

※ ID 番号：identification number 文献を識別する番号

算ソフトを使うメリットは，その操作性ですから，項目（変数）は細かく分けておくほうが操作しやすいのです．一覧でみるときに邪魔な場合には，非表示にして畳んでおけばよいでしょう．

(2) 検討項目

　書誌情報の次に，検討項目を並べていきます．検討した文献は，ほとんどがIMRAD 形式になっていますから，緒言・方法・結果・考察を大分類項目とし，さらに必要に応じて細かく分類していくとよいでしょう．例えば，緒言であれば「研究背景」「研究目的」「用語の定義」などの項目を立てて，その内容の要点を各セル（1つひとつのマス目）に書いていけばよいのです．そして，「強み」と「限界」，最後に「関連性」「優先度」「文献の品質」を検討した結果を書いておきましょう．ただし，ソートができなくなるので，セルの結合をしてはいけません．

2）要約表に記載する情報量

　最初から，検討項目をあまり絞り過ぎてしまうと，重要な項目を見逃してしまう恐れがありますので，最初の段階では検討候補になる項目（要約表の列）は多くして構いません．そのほうがさまざまな角度から検討することができるでしょう．しかし，最終的には，研究疑問に強く関わる項目を中心に，焦点を絞っていく必要があります．これも，すでに述べた発散と収束の関係（p.37）にあるといえます．

(1) 一覧性の確保

　文献レビューの論文で「結果を表にまとめた」としながら，何ページもだらだらと表が続いていることがあります．これでは「まとめた」ことにはなりません．表が読みにくいのが問題なのではなくて，表を作る意味を理解できていないことが問題です．表は，全体像を見渡せる「一覧性」に最大のメリットがあります．1つのセルの中に長々と文章を書くのであれば，表にする意味は半減しますし，本文中に書いたほうがよいことになります．要約表では，項目を多く作ったとしても，それぞれのセルでの記載は少なめにすることが大切です．

　あまりに表が大きい場合は，必ずしも1つの表にすべてを押し込む必要はありません．しかし，他の表と簡単に併合できるよう，基本的なフォーマットだけは揃えてお

きましょう．

(2) 検討する文献の数

　　テーマによっては検討した文献が20〜30編になることもあります．文献を検討した後で，新たな選択基準を設けて文献の数を絞り込んでいくことも可能です．もちろん，表を研究デザインや種類によっていくつかに分けてもいいでしょう．

　　あるいは，特定の条件（大規模な研究など）や，最近の研究だけを選別してもよいでしょう．内容検討の後で，文献を絞るのは後付けみたいな気がするかもしれませんが，必ずしもそうとは限りません．研究テーマの解答により近いものを選んだということだからです．こうした取捨選択に一定の基準はありません．この種のことは全体を一覧してみなければわからないのです．

(3) 検討項目の数

　　要約表を作成する際に大事なことは，ポイントになる部分だけを簡潔に表に記載し，細部は気にしないことです．例えば，調査対象には，性・年齢別人数だけを書けばよいところを，細かい内容まで考え始めると切りがなくなります．それぞれの研究は背景が違うことを思い出してください．要約表を検討した結果として，重要だと思う検討項目が新たに出てくれば，その項目を追加（列を挿入）すればよいのです．

(4) 最少の文字数で最大の情報を盛り込む

　　研究方法が異なれば，当然結果が変わります．方法を書く場合には，量的研究・質的研究のような大雑把な分類ではなく，なるべく細かく分類しておきましょう．例えば，ランダム化比較試験，あるいは前向きコホート研究などと具体的に記載します．また，対照群の有無も大切です．単に研究デザインを「介入研究」と書いただけでは，対照群が設定されているのか，対象は無作為に（ランダムに）割付けられたのかなど，重要な情報が含まれません．要約表には，少ない文字数で最大の情報を盛り込む工夫をしましょう．レビューをしている本人に曖昧なことが，読み手にわかりやすく伝わることはありません．

2. 文献統合の方法

1）要約表の概観

　　要約表を行ごとに読み解くことが内容検討であるとすれば，列ごとに読み解くことが文献統合です．つまり，要約表を左右に見るだけでなく，上下に見ることが肝心です．コア文献を基準として他の文献の内容を改めて検討してみると，1つの研究疑問に対してさまざまなアプローチがあることがわかります．これは，1つの研究疑問に対して，いろいろな側面（切り口）があることを意味しています．また，研究疑問に関わる研究の動向や中心的研究者，あるいは研究が実施されている地域の特徴などを新たに発見することもあります．せっかく苦労して作った要約表ですから，想像力・創造力を働かせ，さまざまな角度から読み解くことが大事です．

(1) 年代順に追う

文献検索では，新しい順に（最新の情報から）見つけていくことが有効ですが，文献統合では，逆に古い順に（起源や創始者から）追っていくことが大切です．古い順に内容を見ていくことで，ある研究テーマに対する概念の定義，研究の焦点，方法論などが，時間の経過とともに変化していく様子を見て取ることができます．

研究という行為は，一見非常に超俗的なものだと思われがちですが，実は社会的な要素を多分に含んでいます．例えば，法律の影響で概念や考え方が大きく変化したり，エポックメイキング（画期的）な報告がなされると，一斉に似たような報告に関心が向かい，流行のテーマが出現したりすることもあります．こうした様子は，個々の文献を見ているだけではわかりませんが，系統的なレビューを行うことで明らかになってきます．

(2) 同一の研究チームによる研究を追う

文献を整理すると，同一の著者が複数回出てくることがあります．同じ研究者は似たような領域に関心を持つものですから，むしろそのほうが普通かもしれません．著者検索（p.54）を行う意味もその点にあります．同一の研究チームによる研究の場合，いつでも同じ著者順とは限りません（例：2000年は著者A，B，C，2001年は著者B，C，D，A，さらに2003年は著者C，D，Eなど）．これは，大規模なプロジェクトで研究を行い，切り口を変えて研究報告をしている場合や，縦断研究（追跡調査）を実施し数年後の調査結果を報告している場合などさまざまです．このような研究チームを古い順に追うことで，一連の研究の全体像をとらえることができます．また，複数の研究チームの動きを対比することもできます．

(3) 関心事項ごとに追う

今までは文献を中心に要約表を作成してきました．逆に，関心ある事項を中心に文献を整理し直すこともできます．つまり，縦に検討項目（例えば，分析方法の特徴や，主たる研究疑問など）を1行ずつ並べ，その横に該当する文献のID番号を一覧で示します（表2-4-2）．そうすれば，どのような項目に該当する文献が多いかがわかり

表2-4-2 関心事項ごとに文献を整理する表の例

分析方法	ID番号	数	割合（%）
量的研究	(1-10)	(10)	(83)
介入研究	1-3, 8	4	33
コホート研究	4-6	3	25
横断研究	7	1	8
記述研究	9-10	2	17
質的研究	(11-12)	(2)	(17)
フォーカスグループインタビュー	11	1	8
参加観察	12	1	8

※ID番号：identification number 文献を識別する番号

ます．研究テーマのパターン分けなどにも使えます．

2) 文献の引用・被引用のマッピング

新たな研究は，先行研究を踏まえて実施するのが原則です．したがって，ある研究テーマに関する文献の引用・被引用の関係をたどることは，研究のいろいろな側面を知る手がかりになります．引用・被引用の関係はネットワーク・ダイアグラムとして図示するとわかりやすくなります（p.102 の図を参照）．横軸には関心事項を，縦軸には文献の発行年を並べるとよいでしょう（実際には，研究の行われた年と文献が発行される年は，隔たりがあるのが普通ですが，気にしなくても構いません）．

一般的には，ある研究テーマに関して初めて報告された文献は必ず引用するものです．複数の文献を見れば，どの研究が最古であったかは大体わかるはずです．例えば，「○○による先駆的な研究以来…」などと本文中に明記されることもあります．

ある文献が集中的に引用されていれば，それは何らかの意味で影響力がある文献です．この文献を引用していない場合には，研究関心が違っている可能性もあります．あるいは，十分に先行研究のレビューを行っていないことや，場合によっては意図的に外した可能性もあり得ます．比較的多いのは，文献の発行年が近いために，お互いの研究（文献）の存在を知らずに引用できていない場合です．場合によっては，引用するに値しない文献ということで外されることもあるでしょう．

引用する文献が偏っている場合には，主張が偏っている可能性もあります．選択基準に対する要求の厳しいシステマティック・レビューなどであれば，普通は除外した文献とその除外理由も明記します．

3) 文献統合の基本的な考え方

文献統合について，海外のテキストには必ずといってよいほど出てくる基本的な考え方に，「比較（comparison）」と「対比（contrast）」があります．比較と対比の考え方を図 2-4-3 に示しました．これは，文献検索のブール演算子で用いたのと同じ簡単なベン図です．「X AND Y」（共通点・類似点）を調べるのが比較で，「X NOT Y」

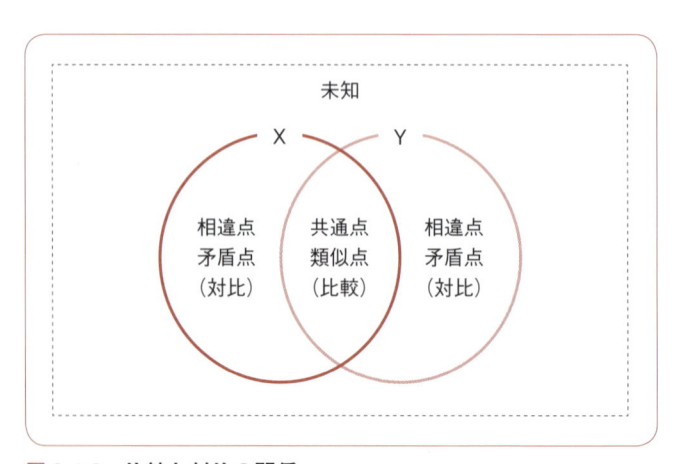

図 2-4-3　比較と対比の関係

と「Y NOT X」(相違点・矛盾点)を調べるのが対比です．比較と対比に関して，絶対的な定義があるわけではありません．1つのテーマについて，文献同士の類似点だけでなく，相違点を見つけ出す作業も重要なのだと理解してください．

　全く同じ状況で行われる研究はないのですから，どの程度似ているか，似ていないかは程度の問題です．細部ではなく大局でそれを類似とみなすか，相違とみなすかが重要です．最終的に決めるのはレビューする人です．まず類似した結果をまとめ上げていき，さらに相違している結果を含めて，全体像を示すのがよいでしょう．

(1) 比較

　比較は，2つ以上の文献の類似点(類似性)を見いだす作業です．比較する内容はさまざまです．例えば，調査研究に関する文献であれば，①理論的枠組み，②前提条件，③研究デザイン，④調査対象，⑤結果，⑥限界，⑦結論，⑧研究内容の全体的評価などを比べます．どの点に類似点を見いだすかはレビューする側の関心によります．しかし，IMRADの主要な項目は，比較するべきでしょう(図2-4-4)．ある項目について複数の文献の間に類似性がある場合，その項目を検討した結果，得られた知見の信頼性が増すことになります．また，いろいろな項目を比較していくうちに，新たに検討が必要な項目が出てくるかもしれません．

(2) 対比

　対比は，2つ以上の文献の相違点(差異)を見いだす作業です．比較と対比はコインの両面に例えることができます．対比する内容もさまざまです．対比する項目に対する着眼点は「比較」する場合と同じです．相違(場合によっては矛盾・対立)があるということは，その研究の背景にあるさまざまな条件が結果に影響している可能性を示唆します．文献レビューに慣れていないと，文献相互の類似点を見つけることに集中し，相違点を探し出すことを忘れがちです．類似点だけでなく相違点も見いだすことによってはじめて，テーマの特徴が鮮明になってきます．つまり，どのような要

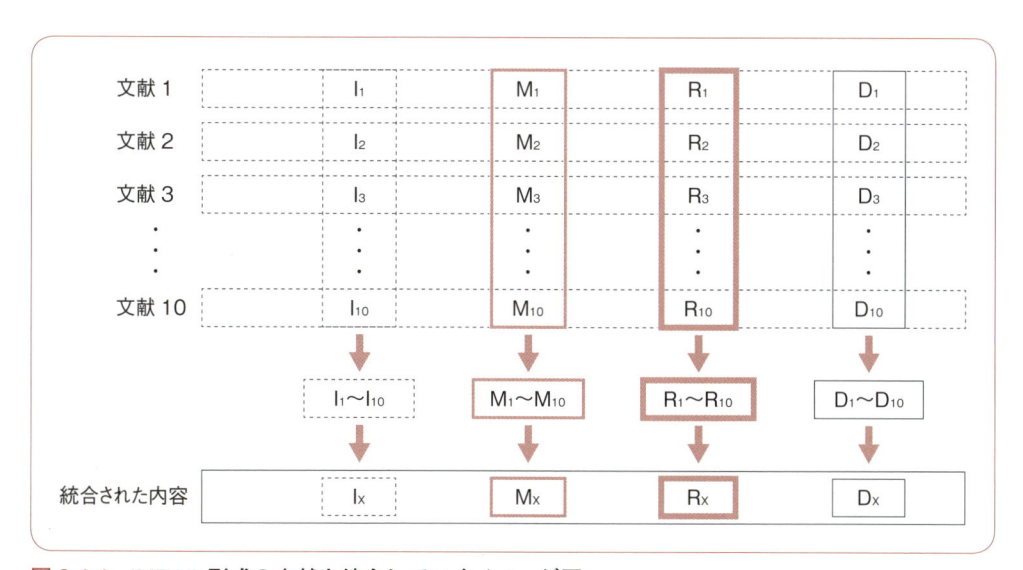

図 2-4-4　IMRAD 形式の文献を統合していくイメージ図

素をより深く検討すべきか，検討すべき範囲はどこまでか，どのような視点を持って検討すべきか，などがわかってきます．

4）初心者向きの統合の方法

　文献統合の方法はいくつも開発されています．高度な方法としては，EBM の分野から発展してきたシステマティック・レビュー，量的研究の統計的統合であるメタアナリシスなどがあります．また，質的研究に関しても，エビデンスを統合する技術が次々と開発されています．例えば，メタエスノグラフィーやメタシンセシス（メタ統合）などです．このような技術には深い知識と経験が要求されますし，分析手法が専門特化しすぎているため，通常は量的研究と質的研究を同時に扱いません．

　一方，初心者が行う文献レビューでは，量的研究と質的研究のいずれもが研究疑問に対する解答のヒントとなる可能性があります．その意味では，より柔軟で簡単な統合方法が必要になります．従来の物語風のレビューは，文献の選択などの点で問題がありますが，さまざまな文献（エビデンス）をまとめるという意味では柔軟性があり，執筆の参考になります．

3. 文献統合の実際

1）文献全体を 1 つのデータと考える

　実際には，系統的な文献レビューにおいても，量的な要素を強くして統合する場合と，質的な要素を強くして統合する場合があります（表 2-4-3）．数量的にまとめるとは，広い意味で数値情報を重視しながらまとめる，という意味に考えてください．その区別はレビューする人が決めます．もちろん，量的研究では，結果の主要部分は，記述（意味内容）だけでなく数値（統計量）で表現しますから，数量的な情報をさまざまな程度に残しながらまとめることができます．質的研究であっても，テーマや分析方法の頻度を量的に分類することは可能です．

表 2-4-3　研究の種類と文献レビューのまとめ方の対応

		研究の種類		
		量的研究	質的研究	両方の研究
まとめ方	数量的（量的）	一般的	可能	可能
	叙述的（質的）	一般的	一般的	一般的

質的研究を集めて内容の傾向を分類し割合を出すことは可能です．量的研究の高度な量的まとめがメタアナリシス，質的研究の高度な質的まとめがメタシンセシスなどです．

2）叙述的にまとめる

　　文献統合の比較的簡単な方法は，要約表の内容を項目ごとに比較・対比することで明らかになった事実を叙述的にまとめ上げていく方法です．検討した文献を IMRAD の構成に合わせて，研究動機（緒言），研究方法，結果に関する類似点と相違点を記述していけばよいでしょう．その際，量的な情報（調査対象数や結果の統計量など）を残しておきたければ適宜織り込みます．しかし，そのすべてを記す必要はありません．例えば，調査対象数であれば，文献全体を通しての最少人数や最大人数などを示せば十分です．これ以外にも，要約表を見ながら，研究疑問に対して研究が全くされていない課題（研究が欠如または抜け落ちている部分）や，研究はされているが不備がみられる部分を指摘することができます．

　　また，文献の引用・被引用関係をもとに，年代に伴い研究が発展，あるいは変化，転換していく様子をまとめることも可能です．図 2-4-5 にそのイメージを記しました．このテーマに関する研究はいつごろから始まったのか，影響力が強い研究（引用される回数が大きい文献）はどれであったか，研究の転換期になった文献はどれであったか（例えば，記述疫学的な研究から分析疫学的な研究へと移り変わる転機となった研究，あるいは初めて実践プログラムへと応用された研究）などをまとめていけばよいでしょう．

　　系統的なレビューであっても，最終的な統合の部分は，主観的であり，物語風にならざるを得ない部分があります．ただし，実際に論文を執筆する段階では，客観的な統合結果の説明と，そこから読み取れた解釈や意味付け（考察）は分けて書くことになります．

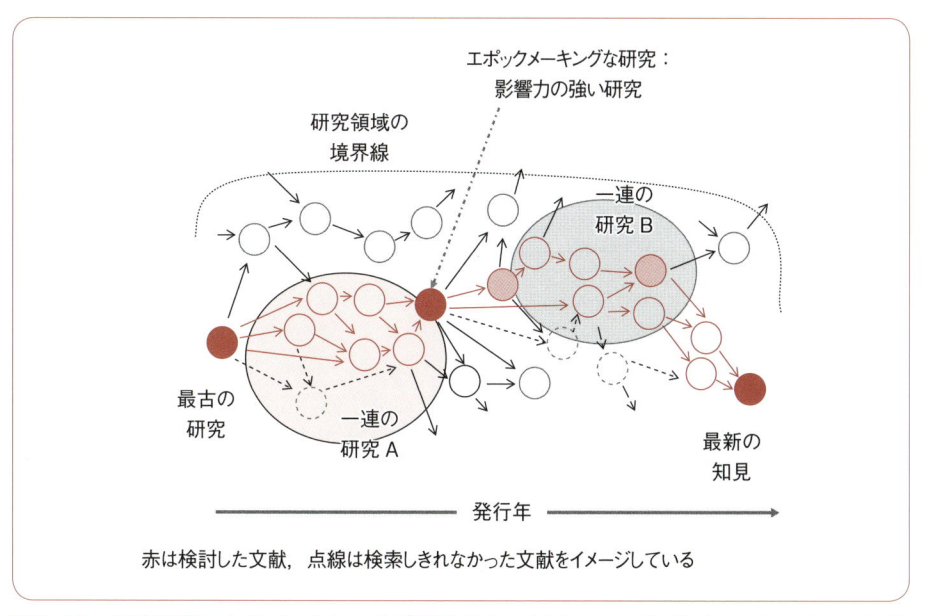

図 2-4-5　**研究が発展するプロセスと文献引用のネットワーク**　（諏訪（2003）を参考に作成）

3）質的に統合する

文献の内容をやや詳しく質的に統合する手順の一例を示します．その方法は，質的研究に類似した部分があります．概略として，①各文献の主要な結果（場合によっては考察内容）をコード化する，②すべての文献を類似のコードでまとめて，共通のカテゴリを見つける，③カテゴリ間の異同を考慮して論理的に矛盾しないように並べ替える，という作業を行います（図 2-4-6）．

（1）コード化

要約表を見ると，ある程度は各文献の間で類似・相違する項目の目安がつくと思います．要約表は確かに有力なツールですが，このままでは簡便すぎて比較・対比を詳細に行えません．そこで，面倒に思えても，文献本体（元データ）に戻り，比較・対比する事項を点検し抽象化していきます．具体的には，それぞれの文献の結果，あるいは考察の部分を読み直し，得られた知見を簡単なキーフレーズ（「見出し」のようなもの）にしていきます．その1つひとつをコードといいます．実際には，文献の該当箇所の余白に書いておけば，後でまとめるときに楽です．あまり些細なことにこだわるとコードが増えすぎて後でまとめるのに苦労します．コードはすでに作成した要約表に新たな列を設けて追加してもよいですし，付箋紙に転記しても構いません．ただし，どの論文に対するコードなのかがわからないといけませんから，文献の ID 番号は忘れずに書きましょう．

（2）カテゴリの同定

仮に1つの文献（研究結果）に対して，平均して5種類のコードが割り振られたとすれば，10 の文献を合わせるとだいたい 50 のコードが作成されることになります．次に，類似したコードが異なる文献に何回出現したか（割り振られたか）を確認します．出てくる回数が多いということは，多くの研究で共通する重要な知見である可能性が高いことになります．コードに関する情報がもとになって，より大きなカテゴリ

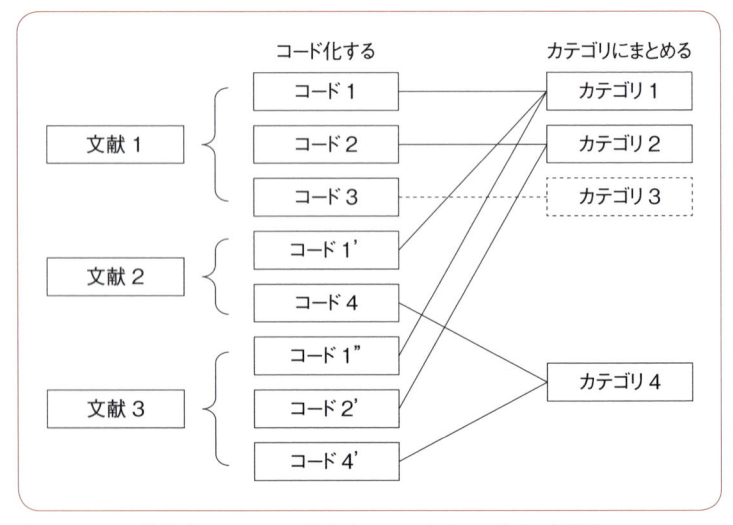

図 2-4-6　文献統合のイメージ図（コードとカテゴリの関係）

の方向性が見えてきます．同一，または類似したコードをグループにまとめていくことで，次第に抽象度の高い包括的なカテゴリにしていきます．その際注意することは，あくまでもコードの意味する範囲内でカテゴリを求めることです．これは3つのコード（X，Y，Z）のベン図をみるとわかりやすいと思います．コードの共通部分（論理積：「X AND Y AND Z」）に意味があるわけで，この図（論理和：X OR Y OR Z）から離れた部分にテーマはあり得ません（図 2-4-7）．

　カテゴリをあまり多く作りすぎると，カテゴリ同士を論理的に関連付けることが困難になってきます．カテゴリをいくつに絞るのがよいか，とくに決まった数があるわけではありません．しかし，なるべくなら5～7個程度を目安にしておきましょう．カテゴリが多すぎる文献レビューは，結果的には文献の内容をリストアップしただけのカタログになってしまいます．

　コードとカテゴリを同定する作業は一回で終わるものではありませんから，コードもカテゴリも当面は暫定的なものだと思ってください．一通りのカテゴリが出揃ったら，カテゴリの名称が含まれているコードすべてに適するか確認してください．注意深く観察してみて，別のカテゴリに移動したほうがよいコードがあれば修正していきます．

(3) カテゴリ間の関係

　以上が終了したら，カテゴリ間の関係を見ていきます．その際に，先に解説した比較（類似）と対比（相違）の考え方が役立ちます．これは，同一の事象の別の側面を表しているだけで，元の文献に戻って詳細に検討すればさらに相違するカテゴリが，より大きな枠内に含まれる可能性もあるわけです．カテゴリ間の関係を図示して記録しておきましょう（図 2-4-8）．

　こうした技法は，ブレーンストーミング後の情報整理に，マインドマップやKJ法などを利用することと類似しています．付箋紙と模造紙を用いたワークショップ型の授業などでも同じような作業をします．こうした授業を経験したことがある人なら，理解しやすいかもしれません．慣れないうちは大変かもしれませんが，各文献の結果や考察を断片化して，内容の類似性・相違性に基づいてまとめ上げる作業です．最初

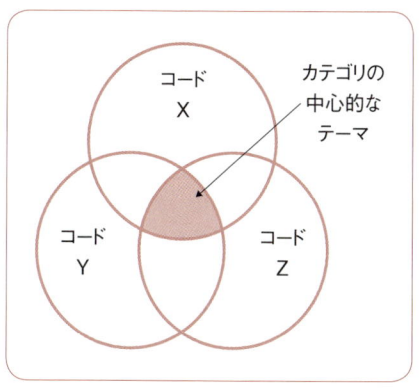

図 2-4-7　コードとカテゴリの関係

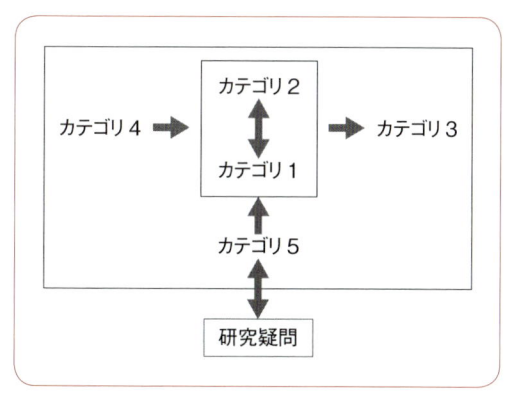

図 2-4-8　研究疑問をもとにカテゴリを統合してまとめ上げる

はあまり深刻に考えすぎずに，あくまでも系統的なレビューをするための1つのstepくらいに考えてみてください．

4) 結果の精査

　　多くの場合，相反する結果となるカテゴリが出てくるはずです．結果があまりにも一致しているほうがむしろ不自然です．研究の結論が大きく異なる場合には，その事実を記すとともに，その理由を注意深く説明する必要があります．相反する結果は，要約表に戻って，それぞれの研究の強みと限界を考えながら，それぞれの研究の背景情報をよく確認しましょう．「調査が違うから結果が異なる」だけでは説明になりません．どのような点が違うから結果に違いが生じたのかを，合理的に説明できる要因を，研究デザインや調査対象などの中に見いだす努力をしないといけません．これは量的研究と質的研究を比較する場合であっても同じです．

　　詳しく検討しても合理的な理由が見つからない場合は，そのことを書けばよいでしょう．結果を首尾一貫させようとして，ある文献の結果を故意に示さなければ，結局は「物語風のレビュー」に終わってしまいます．

　　可能であれば，原著論文のレビューから得られた結果と，レビュー論文から得られた結果を比較してみることも大事です．両者が一致しない場合には，レビュー論文，例えば専門家の見解が偏っている可能性もあります．あるいは，個々の文献を単純に統合しても得られない結果が，メタアナリシスなどで見いだされている可能性もあります．

5) 統合した内容のストーリー作り

　　質的な統合で，いくつかのカテゴリが出そろうと，最初考えていた研究疑問がさま

参考

コードとカテゴリの例

　例えば，多胎妊娠で減胎（減数）手術をするかどうかの意思決定に関わる要因を調査した研究が数編あったとします．その場合に，「将来の妊娠に対する不安」「倫理的な問題に対する疑念」「児に対する罪悪感」などが主要なコードとして上がった場合，そこから，「妊婦の精神的負担」というカテゴリが見いだせます．「手術にかかる費用」「身体的な負担や後遺症」というコードはこのカテゴリには含まれませんね．しかし，より大きな視点で見れば，全体としては健康状態の三側面（精神的・身体的・社会的）を表現しているのだということがわかるかもしれません．そうすれば，結果を論じやすくなります．あるいは，減胎手術に対する意思決定に関わる要因が非常に多様であったとします．しかし，文献をよくみると，この違いが，年齢，婚姻状況，妊娠方法（自然妊娠と不妊治療）などの人口学的特徴の違いに関係したものであることが見いだせるかもしれません．この種の項目が交絡因子（見かけの関係を生み出す変数）となっていた可能性があるわけです．したがって，この点を新たな知見や今後の研究の方向性として指摘できるのです．

ざまな側面（切り口）から解答できそうなことがわかります．研究疑問に対する自分なりの答えを出すために，それぞれのカテゴリを論理的に組織立て，ストーリー展開していきましょう．必要に応じて，検討した文献のさまざまな周辺情報を加味していきます．

　ここで見いだしたカテゴリは，最終的に論文を執筆する際には，結果の中の小見出しになるものです．順序としては，もっとも研究疑問の解答に近いもの，コードが最大数出てきたものを最初に持ってきます．カテゴリがかなり限定した側面に集中している場合は，研究疑問をさらに絞り込んだ内容に修正してもよいでしょう．

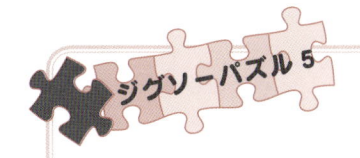

ジグソーパズル5

文献統合とジグソーパズル

　この段階までくれば，複数の絵柄が混ざったジグソーパズルは，ある特定の絵柄に必要なピースだけに絞られており，個々のピースの特徴も詳しく検討されたことになります．あとは，これらを並べて，いったいどのような絵柄が見えてくるのかを知るだけです．

　しかし，いきなりばらばらのピースを並べてもなかなか絵は完成しません．検討したピースの特徴を参考に，相互に比較しながら似ている部分，似ていない部分を見つけ出し，いくつかのブロックを作ります．そして，最終的にしっくりくるように配置します．時には，全く異なるブロックが隣に来るかもしれません．抜けているピースもあるので，何通りかの配置が可能かもしれません．その場合は，自分で一番納得できる配置にします．

　質的統合の場合は，1つの論文が複数の類似したピースからできていると考え，それぞれのピースをコード，関係深いピースのブロックをカテゴリと考えればよいでしょう．一見カテゴリ同士に何の関係が見いだせなくても，並べてみると実は隣同士なのかも知れません．

　りんご（果物）とキャベツ（野菜）は違うものですが，生鮮食品ということで同じ食品売り場の隣同士に並んでいるかもしれません．

　つまり，同じものを見ているにもかかわらず，近視眼的な人には，タイヤに見えたり，透明なガラスに見えたり，金属の塊に見えるわけです．しかし，全体像を見抜ける人にはそれが車だとわかります．

　最終的にジグソーパズルを組み立てる作業が統合なのです．

Book-2

第 5 章 Step 5 論文執筆
―全体のプロセスを執筆する

> **論文執筆の概要**
> 時間をかけて取り組んだ文献レビューの最後の仕事は，全体を論文としてまとめ上げることです．ここまでに行ってきた，課題設定，文献検索，内容検討，文献統合の内容を，IMRAD の形式に沿って文章化していきます．ここでは，学術論文をまとめるにあたっての全般的な心構えや注意事項と，具体的に文献レビューをまとめる方法について述べます．

1. なぜ論文を書けないのか

　論文提出の締め切り間際になって，「書けない…」と慌てる人がいます．なぜこのようなことになるのでしょうか．答えは簡単です．最後にまとめて書こうとするからです．論理的な文章を書くことに慣れていない人が，いきなり論文を書こうとしても容易にできることではありません．初心者が文献レビューを仕上げるには，普通は 3 カ月から半年くらいは時間をかけます．最初の頃を正確に思い出しながら，最後にすべてまとめるのはかなり難しいことです．

　本書を通じて，文献レビューのどの step であっても，そこで経験したことは，メモにし，文章として残しておくことを強調してきました．メモは文章を書くときの参考になりますが，論理的に書かれた文章ではありませんので，メモを参考にその都度文章にしておくことです．それは，自分の理解を深めるために有効であると同時に，最後に文献レビューの内容全体をまとめ上げる際にも有効です．

2. 論文執筆に際しての心構え

1）「理解するために書く」から「理解してもらうために書く」へ

　これまでのプロセスでは，研究者はもっぱら文献を読む側でした．しかし，論文執筆の段階では，自分の書いた文章を相手に読んでもらう側（読まれる側）になります．つまり，立場が逆転し，クリティカルに読んで書いたレビューが，今度はクリティカルに読まれるということです．したがって，今後は読み手を意識して，「理解するために書く」ことから「理解してもらうために書く」ことへと意識を変えないといけません．自分ではわかって書いている文章が，相手には全く伝わらないことがよくあります．自分が読み手であったら，自分の書いた文章をどう評価するか考えてみましょう．論文執筆の原則は「読み手にやさしく」です．

2）読み手を想定した執筆

　論文には必ず読み手がいることをしっかり意識しておきましょう．また，論文を執筆する前に，どのような読み手に読まれるのかを再度確認してみましょう．

　卒業論文であれば，直接の読み手は指導教員です．指導教員から課題として出された研究テーマであれば，指導教員はその分野やテーマに精通しているのが普通です．仮に，学生が決めたテーマであっても，指導のプロセスを通じて教員もそれなりに内容を理解しているはずです．そのため，研究テーマに関して，あまり細か過ぎる説明は不要になります．

　一方，学位論文ではやや事情が異なり，指導教員だけでなく，それ以外の審査委員（数名）が読み手となります．読み手が自分と同じだけの知識や内情に通じていると誤解している人がいますが，全員が必ずしもその分野に深い知識を有しているとは限りません．自分にしかわからない背景事情や業界用語を用いることは避けるべきです．

　学術雑誌に投稿する場合の最終的な読み手は，似たような研究領域の不特定多数の研究者や実践家になるでしょう．しかし，最初の読み手は，数人の査読者（場合によっては編集委員）です．大学内での論文審査とは事情が異なりますから，普通は意味不明の内容や論理的に矛盾した内容を好意的に解釈しようという配慮はありません（もちろん，あえて論文のあらさがしをすることもないはずです）．なぜならば，学術論文は世に公表するものだからです．あまりにも，水準が低い論文を公表すると，査読者，ひいては編集委員会（学会誌）のレベルを問われる結果になるので，審査が多少厳しくなるのは仕方がありません．

3）必要最小限の記述

　論文では，書かなかったことはなかったことと同じです．最初から，読み手が好意的に内容を想像してくれることを期待してはいけません．そのため，文献レビューの各 step で，必要なことはすべて書く必要があります．

　逆に，必要のないことをだらだらと書いてはいけません．時間をかけてやってきた研究の経緯を事細かに書いて，自分が頑張ってきたことを，強調したい気持ちは理解できます．しかし，ただ単に研究内容をまとめる力がないと受け取られるかもしれません．とくに字数制限のない学位論文などでは，この点は注意する必要があります．

　学術論文では，通常字数の制限があります．これは文献レビューの投稿でも同じことです．研究では，実施しているときは最大限に記録し，報告するときは要点を簡潔にまとめるのが原則です．とくに自然科学系の論文では「節約の原理」といい，必要最低限のことを簡潔に記すのが基本的なマナーです．別に，制限字数ぎりぎりまで書かなくても伝えたいことが伝わればよいのです．

4）学術的な文章を書く練習

　特別なトレーニングを受けなくても，日本語を普通に読み書きできれば，学術的な文章を書くことができるという誤解があるためか，わかりやすい文章を書くための指

導はあまり多く行われていないようです.

　文章は日頃から書き慣れていないと，そう簡単に書けるものではありません．レポートや小論文で，なかなか規定の字数が埋まらずに，無理やり文章を伸ばした経験がある人も多いのではないでしょうか．小説や詩をうまく書けるからといって，研究に求められる文章を上手に書けるとは限りません．学術的な文章には学術的な文章の書き方があります．海外では，アカデミック・ライティングと呼ばれ，非常に重視される研究者の基礎力です．一定のスキルを身に付けている研究者から添削などの指導を受けることが大切です．

3. 論文執筆の方法と実際

1）執筆計画

　執筆する前に論文全体の構成案を作成します．全体の構成を考えるには，ツリー図が，細部のストーリー作りにはマインドマップなどが役に立ちます．文章を書くことが得意でない人は，とにかく書き始めてしまい，項目によって分量の大小が目立ったり（バランスが悪い文章構成），大事なことが抜け落ちたりすることになります．論文の構成案は，頭の中で整理するだけでなく，IMRAD形式に沿って，全体の章立てと項目立てをツリー図で作っておきましょう．それから，内容を徐々に肉付けしていき，流れが滑らかになるようにします．引用すべき文献なども具体的に割り当てていくとよいでしょう．

　文献レビューは，決して個々の文献の要約の羅列ではありませんから，複数の項目で1つの文献が該当するのであれば，その文献が複数回引用されることには全く問題はありません．文献レビューというのは，ある意味で個々の文献を細切れにして，必要な内容を必要な個所に引用していく作業ともいえます．

2）IMRAD形式による論文執筆

　研究のプロセスでは，さまざまな試行錯誤を繰り返し，行ったり来たりしながら結果に至ったはずです．そうした経験は，今後の研究生活にとって非常に貴重な財産となるでしょう．しかし，論文の作成で試行錯誤のプロセスを記述する必要はありません．研究論文は，一連の研究プロセスがあたかも理路整然と行われたかのように「整理し直して」記述するものです．

　研究論文として系統的な文献レビューを公表する場合には，IMRAD形式を取ります．そこで，緒言，方法，結果，考察に分けて記載すべき事項を説明します（表2-5-1）．以下はその一例です．

（1）緒言

　今回の研究（文献レビュー）を実施することの正当性を書きます．そして，研究テーマの領域の概観を示します．次に，主たる研究疑問を提示し，その背景情報を書きます．主要概念の定義付けを行います（これは方法に回すことも可能です）．この分野

表 2-5-1 　IMRAD 形式と文献レビューのプロセスの対応

IMRAD	文献レビューの step	執筆事項
緒言	課題設定	研究の背景・目的，研究疑問の提示
方法	文献レビュー全体	系統的な文献レビューの方法（文献検索，内容検討，文献統合の方法）
結果	内容検討， 文献統合（の結果）	要約表，類似点と相違点，研究の欠損・欠落領域， コードとカテゴリ，各文献の強みと限界
考察	文献統合（の解釈）	統合結果の解釈，今回のレビューの強みと限界，今後の課題や提言

における主要な研究と，必要に応じて理論を記述します．

　重要な文献であれば，レビューの対象になった文献を引用しても構いません．多くの場合，何らかのインパクトのある文献がきっかけとなって文献レビュー（研究）を開始するからです．

(2) **方法**

　文献レビューが系統的な方法で実施されたのか，そうでないのかは方法を読むことで区別できます．その意味で，方法の記述は重要です．文献レビューのプロセスを step に従って示しましょう．

　まず，今回の研究疑問を絞り込んでいった流れを記します（これは，緒言で示してもよいです）．そして，なぜ他の研究方法ではなく文献レビューという研究方法を用いたのか，その正当性（理由）を記します．

　次に，どのようにして，検討対象とした文献を同定したのか（文献検索戦略）を，なるべく詳しく書きます．図示してもよいでしょう．用いた文献データベース，キーワードやシソーラス用語，検索実施日，選択基準，絞り込みの条件（文献の種類，論文だけなのか，論文を同定するプロセスでは書籍や会議録も利用したのか，発行年の範囲など），文献データベース以外の検索方法などです．キーワード検索で何編ヒットし，そのうち何編を検討候補にしたのか，除外した文献は何編か，入手した文献は何編でそのうち実際の検討対象にしたのは何編か，入手した文献の引用文献情報をもとに新たに同定した文献は何編かなどを示します．キーワードをいくつか並べ，「キーワード検索の結果，最終的に本研究の目的に合致した文献は○○編であった」式の記述では，系統的な文献レビューとはみなされません．その後，論文の内容検討の方法を記します．チェックリストを用いたのであれば，その説明をします．

　最後に，文献統合の手順を示します．文献検索に比べて，内容検討や，とくに文献統合の方法は，書き忘れやすいので注意してください．内容検討と文献統合の方法をきちんと示すことで，読み手は，系統的にレビューがなされたと判断できます．

(3) **結果**

　結果には，内容検討と文献統合から得られた知見を書きます．図表を用いても構いません．

　内容検討に関しては，個々の文献の要約と内容を評価した結果をまとめます．文献レビューが通常の研究論文と異なるのは，結果の部分に検討した文献を引用して出典

を明記することです．これは，検討する個々の文献がデータそのものですから当然です．紙面の制限を考えると要約表でまとめて示し，必要に応じて本文中で記載するとよいでしょう．検討した文献を引用する場合には，初めて引用するときに，その文献ではどのような前後関係（背景情報：調査対象や調査方法）によって結果に至ったのかを示すことが必要です．これは，簡潔に要約して本文で示すとよいでしょう．

次に，文献統合の結果を示します．これは研究疑問に対する学術的知見の現状（何がわかっているのか，何がわかっていないのか）です．質的な統合をしたのであれば，カテゴリとして抽出されたフレーズを小見出しとして，その解説を中心にまとめていけばよいでしょう．複数のカテゴリが抽出されたはずですから，類似点と相違点をもとに論理的に矛盾がないように配列し記述します．研究テーマの時代的変遷などの統合結果を記しても構いません．

(4) 考察

文献レビューにおける考察は，得られた結果（研究疑問に対して何がわかっているのか）に対する，レビューする人なりのこの分野における解釈や意味付けです．これを研究疑問に照らし合わせて論じます．そして，研究疑問に対する最終的な解答を結論として示します．考察する際に，研究テーマに広く関わる新たな文献を引用することはもちろん問題はありません．もし，研究がなされていない未知の部分が見いだされたのであれば，その点も指摘して，その理由などを論じましょう．

考察は結果から直接導かれたものでなくてはいけません．そして，結果に示したことは，直接的であれ間接的であれ，広い意味でそのすべてが考察の対象にならないといけません．結果に示しておきながら考察の対象としないと，著者が目的もなしに結果に示しただけだとみなされてしまいます．

学術的な文章の作成に慣れていないと，結果を過度に一般化したり（拡大解釈），短絡的に結論を導いたり，思いばかりが先行し，結果から直接導かれない考察をしがちです（図2-5-1）．また，結論に至る，別の説明（理由）はないのか，見落とさないようにしましょう．

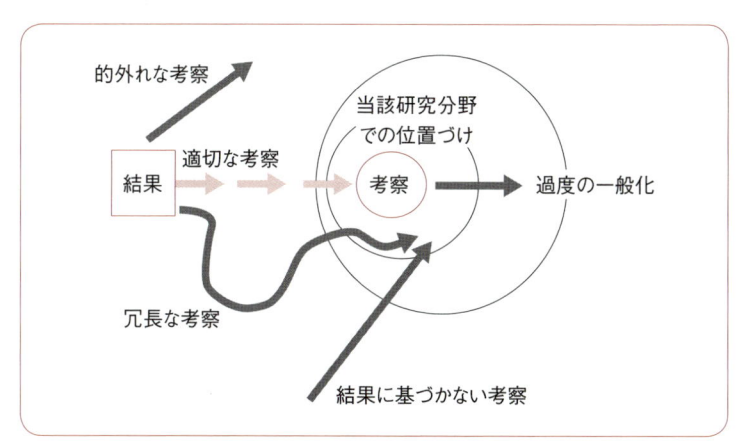

図 2-5-1　正しい考察と間違った考察の類例

　　　　今回の文献レビューの方法論的な強みや得られた知見だけでなく，研究の限界も必ず書いてください．必要に応じて，将来展望（今後の課題や提言）や実践応用上の意義について記すことも構いません．この場合は，より具体的な内容にしましょう．「今後の研究が望まれる」のような，曖昧な記述は好ましくありません．

　　　　最後に全体の結論を簡潔に示してもよいでしょう．これは考察の最後に含めてもよいですし，独立した章立てにする場合もあります．

（5）文献

　　　　内容を検討した文献を含めて，研究で引用した文献をすべて，正しく記載します．引用文献の間違いは，論文の評価を大きく落とすので，慎重に行ってください．

3) 図表の整理

　　　　分析のプロセスでいろいろな図表を作成することは，理解を深めるためにも大切なことです．しかし，最終的に結果として提示する図表は厳選しないといけません．要約表もポイントを絞って簡潔にして提示します．自分が「理解するための図表」と相手に「理解してもらうための図表」を使い分けましょう．論文中に不必要に図表が多いのは，論旨がまとまっていないことの表れです．

　　　　採用した図表については，すべて本文で説明する必要があります．ただし，図表の内容をすべて説明するのではなく，ポイントになる部分を説明すれば十分です．図表と全く同じことをすべて本文に書くのならば，図表を作る必要はありません．

　　　　図表はそれぞれを見ただけで，読み手に内容を理解してもらえることが大切です．図表のタイトルは，それを読んだだけで読み手に中身がわかるようにつけます．自分にしかわからないようなタイトルや用語は避けましょう．

コラム

どの文献のどの箇所に引用する事項があるかを同定するための工夫

　文献レビューは，ある意味で個々の文献を細切れにして，それを再配置する作業です．10編程度の文献でも，文献の一部分を間違いなく同定することは意外と難しいものです．

　文献レビューを書く場合には，直接レビューの対象とする文献と，それ以外に緒言や考察などで引用する文献を分けないといけません．文献は発行年が古い順にナンバリングしましょう．例えば，レビューの対象が10編あれば，文献の右上に発行年とともに①・・・⑩などと書いておきます．もし，新たにレビュー対象が追加されれば，番号をふり直せばよいです．各文献に明確なID番号を付けることが肝心です．

　なお，このID番号は文献の引用番号とは必ずしも一致しないので，注意してください．

　次に，論文を読んでいて，執筆で少しでも引用する可能性のあると感じた部分は，マーカーを引いたり，付箋を貼ったり，書き写したりして，後からわかるようにしておきましょう．何も情報がないと，引用したい場合に，後から探すことは思いのほかに大変です．文献レビューのある部分は資料整理と同じです．必要な情報を必要な時に探し出せる仕組みが絶対に必要となります．そうしないと，探し物ばかりで肝心の執筆に集中できません．いろいろ工夫して，自分に合った方法を徐々に身に付けていきましょう．

4）引用文献の取り扱い

（1）論点を整理した引用

　　　　厳密にいえば，同じ主張や内容の文献はないでしょう．しかし，文献レビューでは全体的に見た場合の論点を考えます．大体同じような結果や主張であれば類似してい

注　意！

引用に関して

1．剽窃（ひょうせつ）・盗用について

　剽窃や盗用は，他人のアイディアや出版物を，あたかも自分自身のもののように公表することです．剽窃を確信的に行っている場合は論外ですが，本人がそれとは気が付かないうちに行ってしまう場合があります．文献レビューは，本質的に先行研究（文献）をデータとした分析ですから，引用をする際には十分な注意が必要です．そのため，他人の研究に触れる場合には，直接の引用でなくても，常に出典（著者）を明記したほうがよいです．面倒かもしれませんが，出典を明記していなければ，指摘を受ける可能性がありますが，出典を明記し過ぎて問題になることはありません．そして，先行研究の内容と自分の考えとを明確に区別することです．他の文献からの直接の引用はあくまでもその文章の著者の意見であり，レビューする人の直接の主張ではないのでなるべく避けたほうがよいです．引用することが客観的だと誤解している人がいますが，レビューはあくまでもレビューする人の言葉で表現するのが原則です．しかし，どうしても直接の引用が必要な場合には，なるべく簡潔にし，カギかっこを付けるなどしてください．

　著者の意図していることを，自分の言葉で言い換えた文章をパラフレーズといいます．引用元を示さないで，不適切なパラフレーズを行うことは慎んでください．

　なお，すでに十分に一般的な知見になっている事実は，必ずしも出典を明記しなくてもよいとされています．しかし，その判断基準があるわけではありません．剽窃や盗用についての考え方や引用の際の詳しい注意事項は，各大学のガイドラインに従ってください．

2．孫引きについて

　著者Aの文献（原典）を 著者Bが引用したものを，さらに著者Cが引用することを孫引きといいます．原則として孫引きは禁止されています．著者Aの原典を読まないまま，著者Cが原典を引用・批評した際の問題点と理由をいくつか説明しておきましょう．

①著者Cは，著者Bによる引用部分しか読んでいないため，著者Aの文献全体がどのような目的のもとに書かれたものなのか，あるいは前後の文脈（コンテクスト）がどのようなものであるかを知らないままに引用し，評価することになります．これでは正当に評価したことになりません．

②著者Cは，著者Bを通してのみ，著者Aの文献を知ることになります．これは噂話を信じ込むようなものです．場合によっては，全く的外れな理解をしたり，評価したりすることになりかねません．

以上の他に，副次的な問題として，

③著者Cのレビューを読んだ研究者Dがこの内容を引用して，著者Aの文献を評価した場合，著者Aの原点は限りなくゆがんで引用され続けていく可能性があります．

　以上のような理由により，孫引きはできる限り避けるべきです．しかし，原典がかなり古い文献で入手困難な場合や，読むことが難しい外国語の場合などには，必ず引用元を明記した上で引用することが必要です．例えば，上記の例の著者Aの原点が入手困難で，著者Bの文献を引用せざるを得ない場合には，「著者Aの文献（原典）について，著者Bが述べるところによれば…」のように，必ず，原典の著者とその引用者の関係が区別できるように引用しましょう．

るとみなします．そのため，1つの論点に対して複数の文献を引用することは問題ありません．しかし，1つの論点に対してあまりにも多く引用をすると，文献毎に主張する内容の区別がわかりにくくなります．このような場合には，できるだけ論点を分けて引用するとよいでしょう．これは，著者自身が複数の文献の内容をきちんと差別化できていることを意味します．

例えば，「生殖補助医療では患者に対する負の側面も指摘される（論文 1-10）．」とするよりも，「生殖補助医療では，患者に対して身体的な負担（論文 1-3），精神的な負担（論文 4-8），経済的な負担（論文 9-10）など，負の側面も指摘される．」とするほうが書き手も内容が整理されますし，読み手も理解しやすくなります．

(2) 引用文献の記載方法

文献を引用した場合には，これを明記しないといけません．保健医療系の場合，①筆頭著者の名字と文献の発行年を記載する方法，②引用した順に通し番号をふる方法，に大別されます．それ以外の場合でも，基本的には両者をアレンジしたものです．

通し番号での文献引用を指定されている場合でも，草稿の段階では著者名と年号を示す形で引用しておくことを勧めます．理由は，①新たに文献を引用したり，文章の修正により引用する順序を変更したりする場合に，その都度通し番号を修正することは面倒であり，しかも修正による間違いが起こりやすい．②本文中に著者名を明記しておくことで，書き手自身が論旨を追いやすくなる（誤引用を防げる）．ためです．

5）結論と提言に挑戦

研究疑問に対する解答として，既知の知見とまだ研究されていない領域を結論にします．あまりにも断定的な結論は避けたほうが無難です．「今回の文献レビューからは…であると結論された（であると示唆された）」程度にしておきます．「証明された」はいい過ぎです．明らかに結論付けにくい場合には，提言を述べてもよいでしょう．今後検討すべき課題や提言すべき研究の方向性を「今回の文献レビューにより，今後は…のような研究（あるいは実践）が有効であることが示唆された」などの表現で述べます．

結論は文献から得られた事実だけを書かなければいけないと思いがちです．確かに，個々の文献における結論は，その著者が下したものですから，勝手に変更することはできません．しかし，文献レビューは書き手のオリジナルな作品ですから，レビューする人の考えた結論や示唆を加えることに問題はありません．むしろ，オリジナルな視点が有益であれば，レビューの価値が高まります．

4. 結果と考察の関係と議論の進め方

文献レビューでは，一般の研究よりも結果と考察を混同しやすくなります．例えば，質問紙調査であれば，質問紙の回答を統計的に分析したものが結果であり，それをもとに先行研究などと比較し解釈したものが考察です．一方，文献レビューでは，注意

深く記述・引用しないと，どこまでが，検討した文献の著者の意見であり，どこからがレビューを執筆している人の意見なのかが不明瞭になります．

　文献レビューの流れを整理する参考として，文献レビューにおける結果と考察の典型的な関係を示します（図 2-5-2）．一般に，学術的な論証は，データ（情報）をもとにした「根拠」と，その根拠を前提条件として導かれる「主張」，およびその流れを裏付ける「論拠（推論過程）」を主要な要素としています．簡単な例でいうと，「インフルエンザに罹患した」（根拠）から，「大学に来てはいけない」（主張），なぜならば，「法で定められている」という暗黙の了解がある（論拠）という構造です．

　文献レビューの「結果」では，個々の文献（データ）を内容検討し，全体を統合した結果が根拠となって，論理的な裏付け（論拠）のもとに，研究テーマに関する知識の現状（何がわかっているのか）を主張（提示）します．これは，あくまでも検討したそれぞれの文献の著者の見解をまとめ上げたものであり，この段階で，レビューする人の見解を入れないことが原則です．そして，「考察」では，今度は，知識の現状（「結果」）が新たな根拠（前提条件）となり，推測的な裏付け（推論のプロセス）のもとに，レビューする人なりの研究疑問に対する解答（研究テーマの分野での位置付けや意味・解釈）を主張することになります．研究疑問に対する解答を簡潔に示したものが「結論」です．以上はレビューする人の意見（考え）です．通常の研究論文であれば，論証は考察の中で行われます．しかし，文献レビューでは考察の中だけでなく，「結果」（文献統合の提示）においても論証を必要とします．したがって，通常の研究よりも複雑な論証パターン（ある論証における主張が，続く論証における根拠になる連鎖的な推論）となっています．もちろん，知識の現状を示すことが文献レビューの主目的である場合には，結果の比重が極端に大きく，考察はかなり簡略化されることもあります．そうであっても，レビューする人の見解を示さないと，オリジナリティが生まれません．

　文献レビューの結果と考察の関係は，「もし結果が正しければ，考察も正しいであろう」という論理構造（If-Then 構文）を取ります．具体的にいうと，「もし，研究テーマに関する知識の現状がこの結果であるならば，以下の考察（推論のプロセス）のもとに，このような解釈と意味付け，最終的な結論が予想されるだろう」という論理の流れになります．このような論理の流れは，上記の通り連鎖的な推論の形式をとります．

　考察における論証の仕方には，「一般化」「因果関係」「類推」「サイン（兆候）」などいくつかの基本的なパターンがあります．そして，研究疑問の設定の仕方に応じて，論証の方法がある程度決まっていきます．例えば，「児童虐待の届出件数が増加している理由は何だろう？」という研究疑問であれば，「因果関係」に関する論証のパターンを用います．あるいは「カナダで開発されたある育児支援プログラムは，カナダ以外においても有用だろうか？」という研究疑問であれば，「一般化」に関する論証のパターンを用います．学術的な議論の仕組み（方法）を多少知っておくと，明快な論文を執筆することができます．

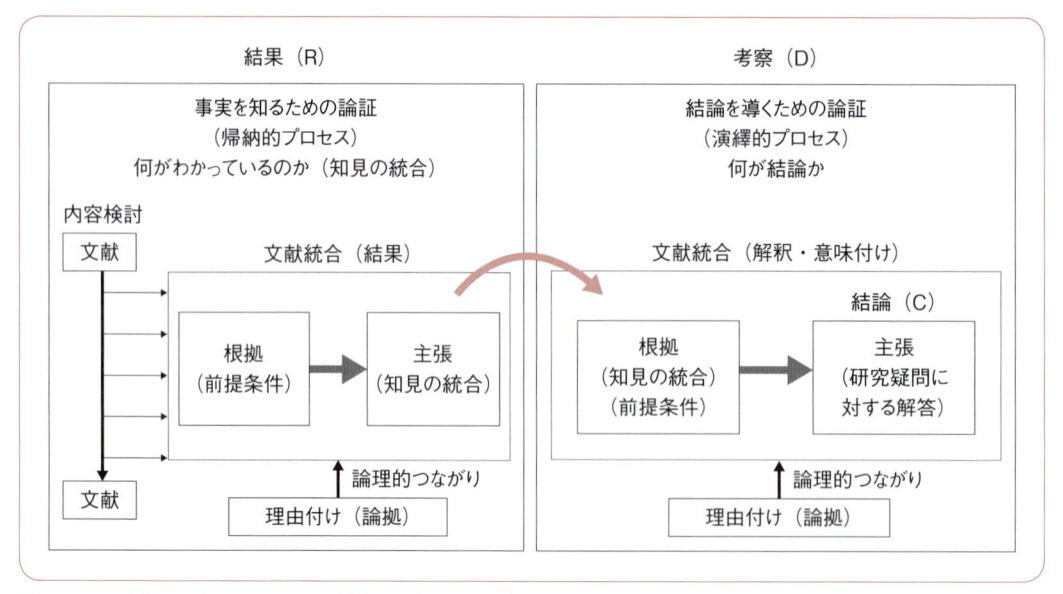

図 2-5-2　文献レビューにおける論証の流れおよび結果と考察の関係（Machi & McEvoy（2012）を参考に作成）

おわりに

　ある研究テーマについて徹底的に文献レビューを行えば，たとえ学生であってもそのテーマに関するエキスパートです．これは卒業研究のレベルであっても同じです．そして，系統的にレビューした人だけが，そのテーマの既知の部分と未知の部分，そして今後の研究に向けて何をすべきかについて，自信を持って言えるのです．

　文献レビューは，現場に出ることなく事件を推理する，アームチェア・ディテクティブ（Armchair-Detective：安楽椅子探偵）の謎解きに似た部分があります．極端な話，インターネットにつながったパソコンがあれば，大半のことができてしまうでしょう（文献の請求もインターネット上で簡単にできます）．そして，文献レビューによって得られた結果が，量的研究や質的研究で得られた結果よりも内容が薄いとは限りません．

　系統的な文献レビューをするには，研究疑問を設定する力，文献を網羅的に検索する力，文献をクリティカルに検討する力，文献の内容を統合する力，そして論文を執筆する力が総合的に必要です．系統的な文献レビューのプロセスを実際に体験してみることで，研究に必要な基礎的な力（研究者基礎力）が身に付くといえるでしょう．

　どんなテーマでもよいので，自分が疑問に感じたことに対する解答を，文献をもとに納得がいくまで徹底的に調べ上げてみてください．最初は面倒な作業と思うかもしれませんが，文献を頼りに1つのことを追究するという，研究の基本となる貴重な経験ができるでしょう．方法論をしっかり身に付けていれば，わずか数編の文献の束からでも新しい発見ができます．素晴らしいことだと思いませんか．

FAQ 文献レビューについて
よくある質問

質問1　文献レビューは研究方法論ですか，それとも論文の種類ですか？

　　文献レビューを，成果物（products）とそれに至る過程（process）に分けて考えるとよいでしょう．文献レビューの成果物は，卒業研究そのものや，学位論文の一部になります．それと同時に，レビューを作り上げていく過程そのものもまた文献レビューと呼ばれます．つまり，論文の種類と研究方法論のいずれも意味すると考えてよいでしょう．学会誌の論文投稿規定で論文の種類などをみると，本書でいう文献レビューは，「原著」とは別の「Review Article」「総説」などに該当しますが，文献レビューが独立した研究方法論であれば，「文献レビューを行った原著」があってもよいはずです．高度な文献レビューとされるシステマティック・レビューやメタアナリシスなどは，原著として扱われることがあります．

質問2　文献レビューは安易な研究なのですか？

　　残念ながら文献レビューを，いわゆる研究（質問紙調査や面接調査など，人を対象とした研究をイメージしているのだと思います）よりも一段低いものとみている学生や，時には教員がいることも事実です．しかし，本書を読んでおわかりのように，文献レビューには，通常の研究よりも，研究テーマと研究デザインに対する幅広い知識と，文献を統合し執筆する総合的な力が必要です．

　　文献レビューを単に"論文のまとめ"と勘違いしている人は，文献レビューの価値を低く見がちです．また，EBPの根底に文献レビューがあることを理解していないのかもしれません．文献レビューにはオリジナリティが必要です（p.16）．優れた文献レビューは，当該分野に新たな知見や実践活動指針をもたらすという点で，量的研究や質的研究と何ら変わることはありません．

質問3　レビューする文献の数はどのくらいがよいのですか？

　　まずは文献レビューのプロセスを一通り学ぶことが一番大切です．そう考えれば，あまり多くの文献をレビューすることはお勧めできません．

　　「レビューする文献の数はどのくらいにするか？」という問いに対して，「それは研究疑問次第である」と書かれているテキストがあります．確かにその通りですが，これでは実践上の答えにはならないと思います．仮に研究疑問に関係する文献が100編も存在したら，どのように内容を検討し，まとめ上げていくのでしょうか．研究チームでも組んで実施するならともかく，1人で実施するとなれば相当の時間を費やすことになります．限られた研究時間を考えれば，読み込みもまとめ上げも雑になるでしょう．つまり良いことはあまりありません．文献レビューに限らず，データの取り過ぎ

は研究の質を下げる結果につながりかねません．

　もちろん，何編がよいという明確な数字はありませんが，およその目安として，文献検索の段階で大体 20 編程度の論文に絞り込んでいくか，あるいは絞り込めるような研究テーマにすればよいと思います．そうすれば，仮に不必要な文献や直接検討の対象にしない参考文献を除いても，10 編程度の文献をレビューすることができます．実際に，この程度の数でも論文としては十分に成立します．

質問 4　英語の文献も含めるべきですか？

　必ずしも含める必要はないというのが，本書の考え方です．その理由は以下の通りです．①日本語と近いレベルで英語を読めないと，英語を読むことに気を取られ，文献レビューの基本が習得できない．②日本語の文献データベースと同じレベルで英語の文献データベースの使い方に習熟していないと，単なるキーワード検索で終わる．③限られた時間内で文献レビューを実施することが困難である．

　しかし，英語の文献を含めない場合の限界については考察するべきでしょう．

質問 5　文献が掲載されている雑誌のランクは関係ありますか？

　一大学の紀要と有名な学会誌に掲載された論文が同じに扱われることに疑問を感じる人もいると思います．しかし，品質の評価はあくまでも個々の論文に対して行われるものです．少なくとも研究疑問に関係するすべての論文をレビューの対象としておけば，読み手に対しては貴重な情報を提供したことになります．それをどのように活用するかは読み手が決めることだと思います．

質問 6　指導教員の役割は何ですか？

　卒業研究などで文献レビューの基本を身に付ける場合には，研究テーマが指導教員の専門分野かどうかはあまり重要ではありません．学生が文献レビューの適切な step を踏んで研究疑問に対する解答に向かっているかをスーパーバイズ（指導・監督・助言）し，もし学生のやり方が正しい方法からずれている場合には，それを修正することが主な役割です．研究疑問に対する解答そのものを導くサポート（専門的知識の提供）は副次的なものです．言い方を変えると，学生は，研究疑問に対する解答が正しいかどうかだけを指導教員に質問するのではなくて，むしろ解答に至るプロセスが間違っていないかのアドバイスを定期的に受けるべきでしょう．

質問 7　量的研究と質的研究をレビューの中に混ぜてもよいですか？

　混在させていることを明記すれば混ぜてもよいと思います．むしろ両方の研究を入れることでレビューに厚みが出ることもあるでしょう．頻度のような数値的な測定項

目のレビューは量的研究でなければできない一方で，質的研究を含めることで量的研究では測定し得なかった新たな着眼点を提供できることもあるからです．

しかし，レビューの対象になる文献が多過ぎる場合には，いずれかに絞ってもよいと思います．あるいは自分の研究関心が量的研究か質的研究のいずれかにある場合にも，そのことを断った上で一方の研究スタイルに限定してもよいのではないでしょうか．

質問8　同じテーマの文献レビューがすでにあったとしたらどうしたらよいですか？

過去の卒論生と同じテーマを選んだ場合に，自分は取りやめなくてはいけないのかと考える人（学生）がいます．それはナンセンスです．仮に全く同一の文献リストをレビューしたとしても，人によって全く異なる作品が出来上がるはずです．それは，そのテーマに関する知識の量も，データを統合する際の着眼点も異なるからです．システマティック・レビューなどで複数の専門家が，別々に文献をレビューしても，結果は必ずしも100％一致するわけではありません．

質問9　文献カードは必要ですか？

文献カードの作成を強く勧めるテキストや，その整理に非常に重点を置くテキストもあります．しかし，短期的には必要かもしれないですが，長期的には必ずしも必要とは限らないでしょう．それは同じ論文に対して，将来も同じ関心や理解を示すとは限らないからです．文献自体の内容は何年経っても変わりませんが，何年か経って読み手の知識・思考・経験が増えるにつれて，読み方も変わっていきます．文献カードの作成に時間をかけ過ぎても，使い物にならない可能性が強いのです．文献カードなどは，あくまでもレビューをする時点での理解度を反映したものと考えましょう．

質問10　どのくらいの時間をかければよいですか？

1日に費やす時間にもよりますが，研究そのものに慣れていないと，最低でも4〜6カ月はかかるはずです．海外のテキストでは，初歩的な文献レビューに要する研究期間の目安を4カ月や6カ月などとして，プロジェクト管理という発想を取り入れたガントチャート（工程管理表）を示すことがあります．その際に大切なことは，工程（文献レビューの5つのstep）ごとに，割り当てる時間を決めることです．事前に工程ごとの計画を立てることで，進行状況を管理できます．いつでも予定通りに進むとは限りませんが，完成日（論文提出日の少し前）と開始日だけの設定では大まかすぎます．研究は，決してだらだらとやるものではありません．

質問11　どこまで網羅的にレビューすればよいですか？

系統的なレビューでは，網羅的に（徹底的に）文献レビューを実施することが重要

だといわれても，どの程度までやればよいのか疑問に感じると思います．残念ながら，網羅性や徹底性の指標はありません．最後は，研究者の意地と執念です．「これでよし」と思えるほどに文献を収集し，その内容を理解し，文献を自分のものにしたと納得できた感覚だけが唯一の拠り所だといえます．

質問12　本当にすべての研究内容を1つにまとめることが可能でしょうか？

　　状況設定や調査方法が異なる研究から1つの解答を導くことは困難です．実際にはさまざまな工夫を凝らしながらまとめ上げる努力が必要です．無理だと決めつけて，最初から何もしないのと，無理を承知でまとめる努力をし，何かを見いだそうとするのでは，どちらがより生産的かということになります．適切に実施された文献レビューからは，いくつものエビデンスが生み出されています．この点を知っておきましょう．

質問13　文献レビューにはどの程度の研究スキルが必要ですか？

　　系統的な文献レビューは，文献検索の step が量的研究に類似し，文献統合の step が質的研究に類似しています．例えば，文献統合に関していえば，経験豊富な研究者だと，時間を節約するために文献を初読する際に，その文献の結果を自然にコード化しているはずです．また，抽象度の高い思考ができるので，いくつかの文献を読み進めるうちに背後にあるカテゴリを的確に見抜いていきます．そして，論理的なつながりまでイメージするでしょう．いきなりこのような能力を身に付けることはできませんので，ある程度のトレーニングが必要になってきます．

　　文献レビューは「レビューする人の専門的知識とクリティカルな創作力に依存する」と書いてあるテキストがありました．それを言ってしまうと，身も蓋もなくなります．これまで解説してきたように，文献検索，文献統合のいずれの step においても，量的研究や質的研究などの研究方法論の知識が必要になります．しかし，最初からそれにこだわり過ぎると文献レビューが進んでいきません．最初は練習だと思ってレビューをしてみましょう．研究のスキルは，バランスよく徐々に磨いていけばよいものです．

付録

文献レビューの実例
本書の執筆にあたって行った文献レビューの概要

　本書を執筆するにあたって，文献レビューに関する英米の基本書を情報源として参考にしました．

　書籍の検索方法は，本書に示した「雪だるま式」です．米国の通販サイト Amazon.com の書籍データベースでキーワード検索を行いました．国内では「文献研究」と呼ばれることも多いのですが，英語表記では literature study/research よりも literature review（s）が一般的です．書籍のタイトルに "literature review（s）" "literature study" "literature research" を含む書籍を検索しました．

　文献レビューの基本的な方法論や技術をどのように解説しているかを検討することが主目的であるため，高度な文献レビューの方法論だけを扱った書籍などは検討対象から除き，目的に合致した最新版13種類25冊を検討しました（本書執筆にあたり改訂版が1冊追加されたので，図1は26冊になっています）．具体的な書籍は，参考文献（p.106）を参照してください．参考文献には最新版情報を載せています．

　この文献レビューは石川看護雑誌10巻 pp.7-18（http://www.ishikawa-nu.ac.jp/research/files/2013/04/10_03.pdf）に掲載されていますので，読んでみてください．IMRAD 形式にまとめたレビューに触れることで，理解が深まるでしょう．

石川看護雑誌 Ishikawa Journal of Nursing Vol.10, 2013

総説

研究方法論としての文献レビュー
－英米の書籍による検討－

大木秀一[1][§]，彦　聖美[1]

概　要

　英米の書籍（基本書）をもとに研究方法論としての文献レビュー（文献研究）について検討した．インターネットで書籍検索を実施した結果，システマティック・レビューやメタアナリシスなど高度な文献研究のみを扱った書籍を除外すると2012年9月現在，文献レビューに関する英文の書籍は13種類25冊であった．各書籍の最新版をもとに内容を検討し以下の知見を得た．書籍の起源は1998年と推定された．文献レビューは，一定の手順と技術に基づいて実施される．それ自体が独立した研究方法論と言える．優れた文献レビューには網羅性（情報量）と独創性の2側面が要求される．大学院生（学位論文の執筆）では必須の素養に位置付けられる．文献レビューのトレーニングは，文献検索（情報収集）能力，文献の品質評価能力，各種データの統合力，オリジナリティの創出力，学術的作文能力など，研究に必要な基礎的能力を習得する機会として有用だと思われる．

キーワード　文献レビュー（文献研究），書籍検索，研究方法論，網羅性と独創性

1．はじめに

　文献研究とは，ある研究テーマに関して，既存の文献情報をもとにまとめた研究である．以下では文献研究や文献レビュー（Literature Review:

の必要性と文献検索の方法が主であり，それ以上踏み込んだ説明や具体的な手順（方法論）の詳細は解説されていない．文献（先行研究）の検討がその後に続く量的研究・質的研究の基礎として重

本レビューを通して得られた主な知見を紹介します（論文では「考察」としてまとめています）．

① **文献レビューに関する方法論の書籍の数と歴史**

　文献レビューに関する書籍は，1990年代後半が黎明期だと思われます．1998年に，HartおよびFinkの初版がそれぞれ社会科学系・保健医療系で出版され，翌1999年にはGarrardとGalvanの初版が出版されています．今回入手した書籍の参考文献からも1998年よりも古い書籍が見いだせませんでした．文献レビューに関する英文の書籍が世に出てから15年足らずといえます．その間に平均してほぼ毎年1冊の新刊が，改訂版を含めると毎年2冊の書籍が出版されています．興味深いのは，極めて専門性，分野特異性の高い方法論であるシステマティック・レビューやメタアナリシスの書籍が発行されたのが，文献レビューの基本書よりも早いことです．

② **文献レビューに関する書籍の引用・被引用関係**

　検討した文献13種類をもとにした書籍間のNetwork Diagramを図1に示しました．縦軸に年代，横軸に専門分野を取り，引用・被引用の関係を示しています．13種類中8種類がHart（文献番号1）を引用・参照しています．Hartには，高度な手法や最新の文献検索方法の解説はありません．概念や方法論など実質的な面でHartの書

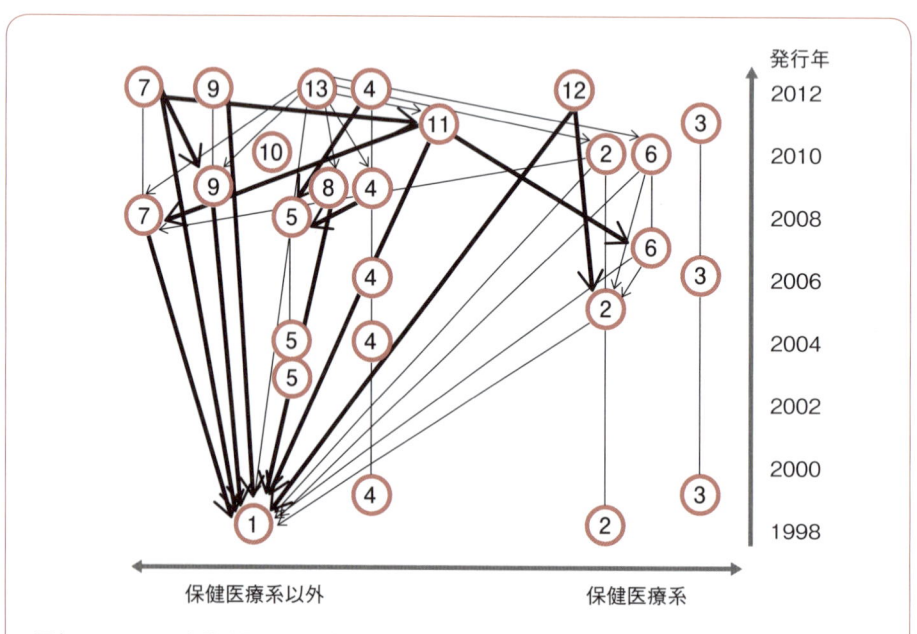

図中の1～13は文献番号を示す（参考文献 p.106, 107を参照）．文献が扱う領域を保健医療系の分野とそれ以外に大別した．中間近くに位置する書籍は，両領域を総合的に扱っている．太い矢印線は直接引用文献，細い矢印線は参考・推薦文献，矢印のない線は改訂版．

図1　引用・被引用に関するNetwork Diagram（石川県立看護大学より許可を得て転載，一部改変）

籍の影響を受けていると思われます．一方，Hart を引用していない書籍は，教育教材的な色彩が強い書籍です．

③ 文献レビューに関する書籍の改訂による変更点

　　文献レビューにおける網羅性という特性は ICT の進歩と大きく関係します．文献データベース，文献管理ソフト，電子ジャーナル，有用な Web 情報など，版を重ねる書籍の多くは，こうした点で古くならないように対応しています．内容面では，高度な文献レビューへの橋渡し的な役割や，アカデミック・ライティングなど執筆技術そのものに重点を置き始めています．

　　このような傾向は，文献レビューに関する多くの書籍が一定の評価・実績を得た上で，多様なニーズに対応する段階に達していることを反映したものと思われます．

④ 文献レビューの手順

　　大半の書籍が文献レビューの手順を明瞭に示しています．著者の専門分野により違いはありますが，文献レビューは手順を踏んで実施する方法論であることがわかります．社会科学系の書籍では，議論や論証，執筆行為そのものに対する比重が大きく，保健医療系の書籍では研究デザインなどの品質評価に重点が置かれる傾向にあります．しかし，これは程度の問題です．文献レビューの重要な概念や方法論は多くの書籍で共通しています．文献レビューは，課題設定，文献検索，内容検討，文献統合，論文執筆という 5 つの基本的な step で構成されます．文献レビューに有用な各種の概念や方法論は経験を通じて習得できる部分もあります．しかし，あらかじめ学んでおけば知識の漏れを防げ，時間を節約できます．

⑤ 文献レビューの研究方法論としての特徴

　　文献そのものをデータと考えて，複数のデータを量的・質的に分析・統合すると考えれば，文献レビューは通常の研究と本質的に大きく変わりません．研究の第一段階は既存の知識を評価することです．文献レビューは一種の調査であり，記録に基づく系統的な観察研究であり，文献から抽出された情報を効率よく記録するには自記式質問紙法を適用できます．特定の記述項目に関心があれば量的なデータとして，文献の記述そのものに関心があれば質的なデータとして扱えます．統合に際して主たる知見をコーディングし，カテゴリを成長させるプロセスは質的研究のデータ分析に類似します．

　　研究テーマの深さや新規性は知識量に依存します．したがって，ある程度の関心あるテーマが決まったら，関連分野の幅広い知識を習得することが必要になります．一般の調査研究は，いったんデータ収集の段階まで進むと，データの取り直しや追加が難しく，研究全体が研究デザインに左右されやすいといえます．しかし，基本的な文献レビューでは，学生や研究者の知識量と研究テーマの深化が双方向に進み，しかも，文献の収集・解析・統合などのプロセスが進んだ後からでも，新たな発想を取り込み，内容を修正できるなど柔軟性が高いといえます．

⑥ 文献レビューにおける思考ツールの活用

多くの書籍が，要約表（マトリクス分析）やマインドマップなどの思考ツールを利用しています．海外では学生にとっても比較的ポピュラーな手法だと思われます．こうした思考ツール以外にも，文献情報を組織化するためのさまざまなフレームワークがあります．文献レビューで用いられるさまざまな技術は，狭い意味での研究の枠を超えた汎用性の高い，情報処理・統合，知的生産の方法論の基礎となり得ます．

⑦ 文献レビューに求められる2つの側面

近年，systematicという単語が頻繁に用いられる傾向にありますが，統合に関しては系統的な方法論があてはめにくいといえます．つまり，図解やグラフ，要約表などのさまざまな手法で統合化を試みても，そこから何を読み取るかは別問題だからです．文献レビューには大きく分けて，網羅性や包括性という側面と，独創性や新規性という側面が要求されます（図2）．図の左下は研究経験が浅く，また方法論に基づかない文献レビューです．文献データベースが進歩している現在，網羅的な文献検索（収集）の方法は学生でもある程度までは比較的習得しやすいでしょう．一方，独創的なアウトプットを創出するには一定の経験年数が必要です．文献を網羅しても，その全体に独創的な付加価値を付けて統合できなければ，文献のカタログに終わります（図の右下）．一方，独創性があっても，網羅性が低いレビューは根拠が薄く，思い先行の文献レビューになる危険性があります（図の左上）．伝統的レビューではこのような欠点を指摘されます．文献レビューの価値が量的研究や質的研究よりも低いと誤解される場合，文献レビューに独創性・新規性という側面があることを見落としているものと思われます．

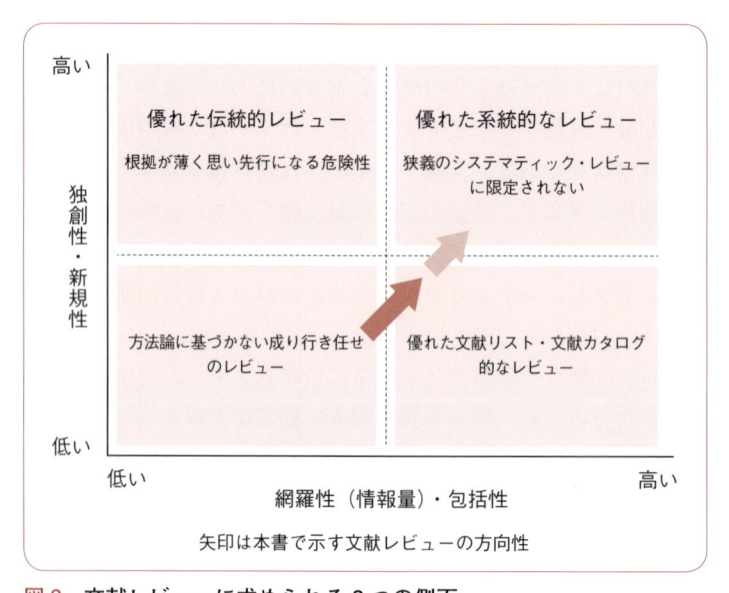

図2 文献レビューに求められる2つの側面
（石川県立看護大学より許可を得て転載，一部改変）

⑧ 文献レビューの学部・大学院教育における位置付け

　英米では，基礎的な文献レビュー能力は卒業論文・学位論文の執筆に必須の技術であるとされています．これが英米で文献レビューの入門書に対する需要が高い理由の1つだと思われます．

　学部生や大学院生が文献レビューを行うことで，研究のスキルと専門分野の知識を増やすことができます．文献レビューのトレーニングは，文献検索（情報収集）能力，文献の品質評価能力，各種データの統合力，オリジナリティの創出力，学術的作文能力など，学生にとって研究に必要な基礎的能力を習得する機会として有用だと思われます．これまで文献レビューは，研究指導者の経験（暗黙知）に依存する部分が大きい傾向にありました．しかし，そのプロセスや方法論の大枠は，具体的手技（形式知）としてかなり整理されています．文献レビューはすべてのプロセスを試行錯誤で実施するものではなく，ある程度系統だった方法論を用いて，ポイントを絞って時間をかけたほうが，効果的でしょう．学部生，大学院生，研究者によって文献レビューに求められる2側面（網羅性と独創性）のレベルは異なるでしょうが，文献レビューの方法論に本質的な差があるわけではありません．

⑨ 文献レビューにおける研究倫理の問題

　学部生の文献レビュー研究が増加している理由の1つとして，人間を対象とする研究に伴う倫理的規制が厳しくなっていることが指摘されています．文献レビューであれば通常は人を対象とした倫理的配慮は生じません．倫理審査を通過して実施した研究であっても，研究成果が必ずしも学術論文のような研究情報資産として一般的に活用可能な形で蓄積されるわけではありません．以上を考えた場合に，倫理的な規制の少ない文献レビューはむしろ積極的に考慮されるべき選択肢であるともいえるでしょう．文献レビューの場合には，いわゆる著作権・剽窃・盗用など別の面での倫理問題（出版・公表に関する倫理）が生じます．ほぼ半数の書籍で剽窃の倫理的問題に触れています．

参考文献

　本書の執筆にあたり参考にした主な書籍を列記します．本書の執筆に際しても，その多くのアイデアを参考にしています．読みやすく，基本レベルで有益と思われるテキストの番号に色をつけたので，余力があれば読んでみるとよいでしょう．文献管理ソフトの使い方や文献検索ガイドのようなものは，文献レビューの考え方を身に付けてから読んでも遅くないので，除いています．

文献レビュー全般に関するテキスト

1. Hart, C.：Doing a Literature Review. SAGE, London, 1-230, 1998.（社会科学系の古典的名著であるが難解）
2. Fink, A.：Conducting Research Literature Reviews：From the Internet to Paper. 4th ed, SAGE, California, 1-280, 2013.（システマティック・レビューとの橋渡し的な保健医療系文献レビューの解説書，初心者にはやや難解）
3. Garrard, J.：Health Sciences Literature Review Made Easy：The Matrix Method. 5Pap/Psc ed, Jones & Bartlett, Sudbury, 1-240 2016.（ジュディス・ガラード著（安部陽子訳）：看護研究のための文献レビュー　－マトリックス方式．医学書院, 2012.）（システマティック・レビューとの橋渡し的な保健医療系文献レビューの解説書，内容がややデジタル的方法に偏っている）
4. Galvan, J. L. and Galvan, M. C.：Writing Literature Reviews：A Guide for Students of the Social and Behavioral Sciences. 7th ed, Routledge, New York 1-308, 2017.（社会科学系学部学生～大学院生初級レベルの概説書，文献レビューのためのガイドラインは有用）
5. Pan, M. L.：Preparing Literature Reviews：Qualitative and Quantitative Approaches. 5th ed, Pyrczak Publishing, Glendale, 1-200, 2015.（社会科学系学部学生～大学院生初級レベルの概説書，文献レビューのためのガイドラインは有用）
6. Aveyard, H.：Doing a Literature Review in Health and Social Care：A Practical Guide. 3rd revised ed, Open University Press, Glasgow, 1-208, 2014.（保健医療系学部学生～大学院生初級レベルの概説書で読みやすい）
7. Ridley, D.：The Literature Review：A Step-by-Step Guide for Students. 2nd ed, SAGE, Los Angeles, 1-214, 2012.（社会科学系大学院生の学位論文作成を念頭に置いた概説書）
8. Feak, C. B. and Swales, J. M.：Telling a Research Story, Writing a Literature Review：English in Today's Research World. The University of Michigan Press, Ann Arbor, 1-98, 2009.（教育プログラムの一環として書かれたユニークな書）
9. Machi, L. A. and McEvoy, B. T.：The Literature Review：Six Steps to Success. 3rd ed, Corwin, California, 1-192, 2016.（社会科学系大学院生レベルの概説書で，科学的論証の方法に重点を置く理論書）
10. Dawidowicz, P.：Literature Reviews Made Easy：A Quick Guide to Success. Information Age Publishing, Inc., Charlotte, 1-177, 2010.（社会科学系大学院生初級レベルの概説書で，比較的読みやすい）

11. Jesson, J. K., Matheson, L. and Lacey, F. M.：Doing Your Literature Review：Traditional and Systematic Techniques. SAGE, Los Angeles, 1-175, 2011.（システマティック・レビューとの橋渡し的な保健医療系文献レビューの解説書，初心者にはやや難解）
12. Booth, A., Papaioannou, D. and Sutton, A.：Systematic Approaches to a Successful Literature Review. 2nd ed, SAGE, Los Angeles, 1-336, 2016.（システマティック・レビューとの橋渡し的な保健医療系文献レビューの解説書，初心者にはやや難解）
13. Oliver, P.：Succeeding with Your Literature Review：A Handbook for Students. Open University Press, Glasgow, 1-152, 2012.（社会科学系大学院生初級レベルの概説書で，比較的読みやすい）

個別の step で有益なテキスト

Step 1～5　奥村隆一：自分の考えをまとめる練習ノート．中経出版，2009．

Step 1　トニー・ブサン（神田昌典訳）：マインドマップ® FOR KIDS 勉強が楽しくなるノート術．ダイヤモンド社，2006．

Step 2　諏訪敏幸：看護研究者・医療研究者のための系統的文献検索概説．近畿病院図書室協議会，2013．

Step 3　Crombie, I. K.：The Pocket Guide to Critical Appraisal：A Handbook for Health Care Professionals. BMJ Books, 1-80, 1996.（イアン・K・クロンビー著（津富　宏訳）：医療専門職のための研究論文の読み方　－批判的吟味がわかるポケットガイド．金剛出版，2007．）

Step 4　山浦晴男：質的統合法入門　－考え方と手順．医学書院，2012．

Step 5　中村好一：基礎から学ぶ楽しい学会発表・論文執筆．医学書院，2013．

索　引

あ
アウトプット　23
アカデミック・ライティング　28, 89
アブストラクト　6

い
一次文献　3, 41
医中誌 Web　20, 44, 53
一般化　45, 95
一般化可能性　67
意味付け　16
因果関係　12, 68, 95
インプット　23
引用文献　8, 54
引用文献検索　54

え
疫学　24, 69
疫学研究　10
エビデンス　26
　──の階層　12

お
横断研究　10, 77
オリジナリティ　5, 16, 29
オリジナル　94
オートマッピング　49

か
会議録　6, 20
解釈　16, 22, 33
解説　5
介入研究　10
学術雑誌　2, 4
学術誌　4
学術用語　2
拡張検索機能　49
課題設定　74
学会　4, 6
学会誌　88

カテゴリ　27, 82
関連性　62

き
記述疫学研究　10
逆引き　54
逆リンク検索　54
紀要　4
切り口　76, 77, 85
キー文献　57, 65
キーワード検索　47

く
偶然誤差　69
クリティカル　61
クリティーク　61

け
系統的な　20
系統的な文献検索　43
系統的なレビュー　65
研究疑問　15, 16, 34
研究者基礎力　28, 96
研究デザイン　10, 66
研究テーマ　16, 34
研究方法　16
言語化　23
言語バイアス　24
検索語　43, 47
検索式　49
検索システム　44
検索漏れ　51
検索履歴　49
現状把握　21
原著　5
原典　3, 70, 71

こ
コア文献　57, 65, 76
構造化抄録　8
誤差　69
個別文献用質問紙票　27, 62, 70

コホート研究　10
根拠　95
根拠に基づく医療　11
根拠に基づく看護　11
根拠に基づく実践活動　11
コンテクスト　65
コード　27, 82

さ
再現可能な　20
再現性　69
査読　4, 6
査読者　88

し
ジグソーパズル　13, 32, 42, 60, 85
試行錯誤　58
システマティック・レビュー　24
シソーラス　49
シソーラス用語　49, 90
質的研究　9, 66
質的統合　27
執筆計画　89
質問紙調査　17
絞り込み　12, 42, 46
絞り込み検索　49
社会化　2
収束　37, 75
主題検索　47
主張　95
出典　69
出版バイアス　24
情報リテラシー　63
症例対照研究　10
抄録　6
除外基準　45
しょげん　8
書誌　44
書誌情報　73
書誌データベース　44
資料　5
人口統計学的な変数　39

信頼性　69

す

推論過程　95

せ

生態学的研究　10
セカンドオーサー　6
節約の原理　88
先行研究　1, 5, 9
全体像　29, 32, 73, 79
選択基準　43
専門用語　2, 35

そ

相互補完的　22
双方向的　22
総説　5

た

対比　78
妥当性　69
探索的な文献検索　43

ち

チェックリスト　66
知的財産　2, 23, 57
ちょばん　8
著者検索　77
著者順　77

つ

ツリー図　31

て

電卓　34, 63
伝統的なレビュー　25, 26

と

投稿規定　7
読書法　62
トレーニング　65

な

内容検討　74

に

二次文献　3, 41

ね

ネットワーク・ダイアグラム　78

の

ノイズ　51, 57, 60

は

バイアス　24, 69
灰色文献　7
発散　37, 75
ハンド・サーチ　54

ひ

ピア・レビュー　6
比較　78
比較・対比法　27
筆頭著者　6
批判的　61
批判的吟味　11, 27, 61, 68
剽窃　19, 93
品質　62

ふ

ファーストオーサー　6
フィードバック　57
フォーカスグループ・インタビュー　10
付箋紙　63, 82
フリーライティング　27, 38
ブレーンストーミング　27, 39, 83
フローチャート　31
文献　2
文献管理ソフト　43, 59
文献研究　16
文献検索　74
文献検索サービス　45

文献検討　18
文献データベース　20, 43
文献統合　74
文書化　23
文脈　65
ブール演算子　48
ブール検索　48

へ

ベン図　31, 78, 83

ほ

包括的な　20
包含基準　45
報告　5

ま

マインドマップ　31, 38, 83
孫引き　71, 93
マッピング　27
マトリクス　73
マトリクス分析　27

み

見落とし　51, 60

め

明確な　20
メタアナリシス　25, 80, 84
メタエスノグラフィー　25
メタシンセシス　25, 80
メモ　30, 34
面接調査　17

も

網羅的な　20
物語風のレビュー　25, 80, 84

ゆ

優先度　62
雪だるま式検索　27, 43, 54, 55

よ

要約表　27, 31, 73

ら

ラストオーサー　6
ランダム化比較試験　10

り

利益相反　7
理解してもらうために書く　87
理解するために書く　87
リサーチ・クエスチョン　34, 39
量的研究　9, 58, 66, 67, 71
履歴検索　49
臨床疫学　11, 68
倫理　19

れ

レビュー　1
レビュー論文　26

ろ

論拠　95
論証　95
論文執筆　74

A

abstract　6, 7
Acknowledgement　7
AND　48

C

CASP　66
CINAHL　53
CiNii　54
comparison　78
Conclusion　7
Conflict of Interest　7
contrast　78

D

Discussion　7

E

EBM　11, 68
EBN　11
EBP　11, 66
EndNote　59
Evidence-based Medicine　11
Evidence-based Nursing　11
Evidence-based Practice　11

g

Google Scholar　1

I

IMRAD　5, 7, 27, 67, 75, 89
Intoroduction　7

J

JDream　44, 53

K

KJ法　83

M

MEDLINE　53
Methods　7

N

NOT　48

O

OR　48
original article　5

P

PsycINFO　53
PubMed　53

R

References　7
Results　7

S

STROBE　67

【著者略歴】

大木　秀一
（おお　き　しゅう　いち）

東京大学医学部保健学科卒業，東京大学大学院医学系研究科保健学専攻修了，山梨医科大学医学部医学科卒業，博士（保健学）（東京大学），博士（医学）（東京大学）．社会医学系指導医・専門医，日本医師会認定産業医，健康スポーツ医．労働衛生コンサルタント，情報セキュリティアドミニストレータ，日本公衆衛生学会認定専門家．
専門は，公衆衛生学，遺伝疫学，双生児（多胎）研究．
元石川県立看護大学教授．医学，保健学，看護学の分野で公衆衛生学，疫学，統計解析，研究方法論の教育に携わる．数少ない多胎研究者として，遺伝疫学研究とともに多胎育児家庭支援の地域参加型実践研究（CBPR）に取り組む．
主な著書：「文献レビューのきほん」（医歯薬出版），「量的な看護研究のきほん」（医歯薬出版），「基本からわかる看護疫学入門 第3版」（医歯薬出版），「基本からわかる看護統計学入門 第2版」（医歯薬出版），「多胎児家庭支援の地域保健アプローチ」（ビネバル出版），（以下，分担執筆），「よくわかる看護研究の進め方・まとめ方 第3版」（医歯薬出版），「よくわかる地域看護研究の進め方・まとめ方」（医歯薬出版），「医療職のための　公衆衛生・社会医学」（医学評論社），「臨床ゲノム科学入門」（杏林図書），「すぐに役立つ双子・三つ子の保健指導BOOK」（診断と治療社）など多数．

看護研究・看護実践の質を高める
文献レビューのきほん　　ISBN978-4-263-23581-2

2013年9月10日　第1版第1刷発行
2023年1月10日　第1版第12刷発行

　　　　　　　　　著　者　大　木　秀　一
　　　　　　　　　発行者　白　石　泰　夫
　　　　　　　　　発行所　医歯薬出版株式会社
〒113-8612　東京都文京区本駒込1-7-10
TEL.（03）5395-7618（編集）・7616（販売）
FAX.（03）5395-7609（編集）・8563（販売）
https://www.ishiyaku.co.jp/
郵便振替番号　00190-5-13816

乱丁，落丁の際はお取り替えいたします　　　　印刷・木元省美堂／製本・愛千製本所
© Ishiyaku Publishers, Inc., 2013. Printed in Japan

本書の複製権・翻訳権・翻案権・上映権・譲渡権・貸与権・公衆送信権（送信可能化権を含む）・口述権は，医歯薬出版(株)が保有します．
本書を無断で複製する行為（コピー，スキャン，デジタルデータ化など）は，「私的使用のための複製」などの著作権法上の限られた例外を除き禁じられています．また私的使用に該当する場合であっても，請負業者等の第三者に依頼し上記の行為を行うことは違法となります．

JCOPY ＜出版者著作権管理機構 委託出版物＞

本書をコピーやスキャン等により複製される場合は，そのつど事前に出版者著作権管理機構（電話 03-5244-5088，FAX 03-5244-5089，e-mail：info@jcopy.or.jp）の許諾を得てください．

文献レビュー　チェックリスト

本書で学んだこと，レビューの際にポイントとなることを整理してみましょう．

BOOK1-第1章　文献レビューに必要な予備知識
- ☐ 先行研究が大切な理由を説明できますか
- ☐ 一次文献と二次文献の違いを言えますか
- ☐ 論文の種類と特徴が理解できていますか
- ☐ 学会抄録（会議録）のメリットとデメリットを説明できますか
- ☐ 学術論文の基本的な構成と内容を説明できますか
- ☐ 研究方法の3つのタイプとその特徴を説明できますか
- ☐ 文献レビューが重要になった背景を理解できていますか

BOOK1-第2章　文献レビューの概要
- ☐ 文献レビューの目的を言えますか
- ☐ 文献レビューの定義を言えますか
- ☐ 文献レビューと文献検討の違いを説明できますか
- ☐ 文献レビューの利点を整理できていますか
- ☐ 文献レビューの特徴を表す5つのキーワードを言えますか
- ☐ 文献レビューの5つのステップを説明できますか
- ☐ システマティック・レビューと伝統的（物語風）なレビューの違いを言えますか
- ☐ 好ましくない文献レビューとはどのようなものか説明できますか

BOOK2-第1章　Step1　課題設定
- ☐ 日常的な興味や関心のあるトピックを数多く書き出してみましたか
- ☐ 研究テーマを絞るためにその分野の情報収集を行いましたか
- ☐ いくつかの論文を丁寧に読んでみましたか
- ☐ 日常語を専門用語で言い表せましたか
- ☐ 研究疑問を明確に決めましたか
- ☐ 良い研究疑問を設定するためのヒントを言えますか
- ☐ 研究疑問に至るプロセスを記録しましたか

BOOK2-第2章　Step2　文献検索
- ☐ 探索的な文献検索と系統的な文献検索の違いを説明できますか
- ☐ 文献の選択基準を設定しましたか
- ☐ 検索履歴を活用していますか
- ☐ 絞り込み検索をしてみましたか
- ☐ シソーラスによる主題検索を行いましたか
- ☐ 文献検索によるノイズと見落としについて説明できますか
- ☐ 適切なキーワードを見つけ出せましたか
- ☐ 使用する検索サービスを決めましたか

- [ ] 文献の入手方法について考えてみましたか
- [ ] データベースによる文献検索を補う方法を言えますか
- [ ] 検索手順を記録しましたか
- [ ] コア文献（キー文献）を見つけましたか
- [ ] 文献の管理ができていますか

BOOK2-第3章　Step3　内容検討
- [ ] 批判的吟味（クリティーク）について説明できますか
- [ ] 情報収集のための読書を実践していますか
- [ ] 内容検討の目的を3つ言えますか
- [ ] 文献レビューに含める文献を決めましたか
- [ ] クリティカルに読むためのチェックリストを選びましたか
- [ ] チェックリストのメリットとデメリットを説明できますか
- [ ] 自分なりの文献チェックリスト（個別文献用質問紙票）を作ってみましたか
- [ ] それぞれの文献の内容を要約しましたか

BOOK2-第4章　Step4　文献統合
- [ ] 要約表の書誌情報と検討項目を整理しましたか
- [ ] 要約表の記載は簡潔になっていますか
- [ ] 要約表で研究の流れを年代順に追ってみましたか
- [ ] 関心事項ごとに文献を整理して表にしてみましか
- [ ] 文献の引用・被引用のマッピングをしてみましたか
- [ ] 文献全体で結果の比較と対比を行いましたか
- [ ] 文献を統合する方法を決めましたか
- [ ] 質的に統合する場合，コード化，カテゴリの同定をしましたか
- [ ] 統合した内容でストーリーが作れましたか

BOOK2-第5章　Step5　論文執筆
- [ ] 「理解するために書く」と「理解してもらうために書く」の区別ができていますか
- [ ] 読み手を想定していますか
- [ ] 必要最小限の記述になっていますか
- [ ] 執筆計画を立てましたか
- [ ] IMRAD形式に沿って書いていますか
- [ ] 図表について本文で説明していますか
- [ ] 論点を整理した引用になっていますか
- [ ] 文献引用の記載方法は正確ですか
- [ ] 剽窃・盗用，孫引きなどをしていませんか
- [ ] 結論と提言をしっかり記載していますか